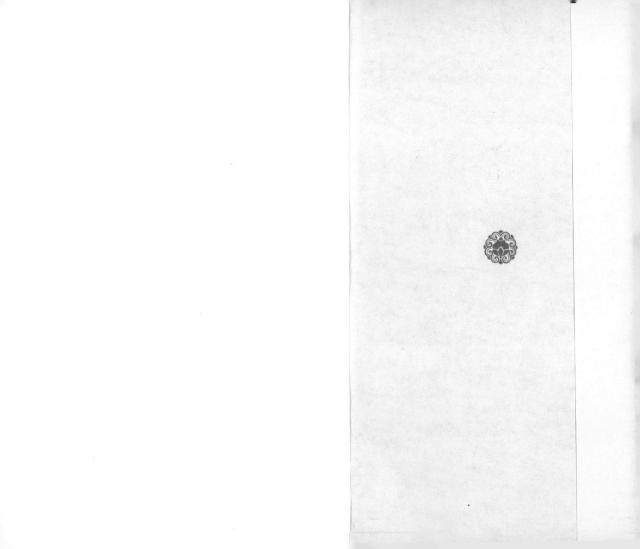

四季养生
随身查

蔡向红 编著

天津出版传媒集团

天津科学技术出版社

图书在版编目（CIP）数据

四季养生随身查 / 蔡向红编著 . — 天津：天津科学技术出版社，2013.11（2024.3 重印）

ISBN 978-7-5308-8519-2

Ⅰ . ①四… Ⅱ . ①蔡… Ⅲ . ①养生（中医）—基本知识 Ⅳ . ① R212

中国版本图书馆 CIP 数据核字（2013）第 276081 号

四季养生随身查
SIJI YANGSHENG SUISHENCHA

策划编辑：杨　譞
责任编辑：张　跃
责任印制：兰　毅

出　　版：天津出版传媒集团
　　　　　天津科学技术出版社

地　　址：天津市西康路 35 号

邮　　编：300051

电　　话：（022）23332490

网　　址：www.tjkjcbs.com.cn

发　　行：新华书店经销

印　　刷：三河市万龙印装有限公司

开本 880×1230　1/64　印张 5　字数 168 000
2024 年 3 月第 1 版第 2 次印刷

定价：58.00 元

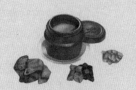

四季养生，就是指按照一年四季气候阴阳变化的规律和特点来进行调养，从而达到养生和延年益寿的目的。古代中医认为，一年中有春、夏、秋、冬四时温、热、凉、寒的变化，是一年中阴阳消长形成的。冬至阳生，由春到夏是阳长阴消的过程，所以有春之温，夏之热；夏至阴生，由秋至冬是阴长阳消的过程，所以有秋之凉，冬之寒。在一年四季中，春夏属阳，秋冬属阴。自然节气也随着气候的变迁而发生春生、夏长、秋收、冬藏的变化。基于这些观念，中医的四季养生要求：在春夏之时，要顺其自然保养阳气；秋冬之时，亦应保养阴气；所以历来有"春夏养阳，秋冬养阴"之说。这就要求人们凡精神活动、起居作息、饮食五味等都要根据四时的变化，进行适当的调节。在作息时间上，也要顺应四时的变化，做到"起居有常"：春夏"夜卧早起"，秋季"早卧早起"，冬季"早卧晚起"。此外，"五脏应四时，各有收受"。根据四时气候的特点，人们还总结出春养肝、夏养心、长夏养脾、秋养肺、冬养肾的五脏调养法。

1

顺应四时养生虽然是一个古老的健康理念，但现代医学研究也证明了它的科学性。季节更替会导致天气变化，而这些变化对人体的生理都有着很大影响。例如不同的季节，手指血流速度不同，对寒冷引起的皮肤温度反应也不同；即使冬夏保持相同室温，仍会表现出反应差异；这种现象提示出血管运动中枢有四季节律。对于现代人来说，自觉将养生作为一种生活习惯，运用科学的养生之道，调节机体，祛病健身，健康、长寿完全可以实现。就像一首健康歌诀中所说的那样："二十岁养成习惯；四十岁指标正常；六十以前没有病，健健康康离退休；八十以前不衰老，轻轻松松一百岁。"

书中说，懂得养生之道的人方能"尽终其天年，度百岁乃去"，希望在本书的帮助下，每一位读者都能学会一年四季的养生方法，真正领会到古代中医的养生智慧，把握好养生的关键，走上健康长寿之道。

目录

总论　顺应四季以养生，天人合一是正道

1

夏之篇　把握阳气生发，抓住健康命脉

秋之篇 平定内敛，收获大自然的金秋祝福

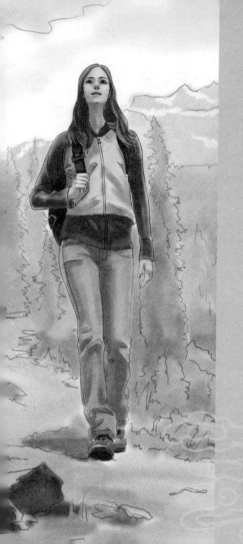

顺应四季以养生，天人合一是正道

第1章

人以天地之气生，四时之法成

《素问·宝命全形论》里说："人以天地之气生，四时之法成。"《素问·六节脏象论》又说："天食人以五气，地食人以五味。"这些旨在告诉人们，人类的生命源于天地日月，人体要靠天地之气提供的物质条件而获得生存，同时还要适应四时阴阳的变化规律，才能发育成长。正因如此，历代养生家都主张养生要因人、因时、因地制宜，全面配合。这与现代认为生命产生的条件正是天地间物质与能量相互作用的结果这一看法是基本一致的。

人由天地生，顺自然以养生

中医作为祖国千百年传承并发展下来的一门古老学问，承载着中华儿女同疾病做斗争数千年的经验和理论知识。它不仅是中国传统文化中的宝贵遗产，也是世界医学的重要组成部分，一直指导着中国人未病先防、治病疗疾，当然还包括我们今天的保健养生。

大家都有这样的经历：去看西医时，医生往往会用各类仪器来检查你的身体，然后再用测试得到的各种参照系作为检查指标，来衡量你的身体是否出现病变、异常。而中医就大有不同了。他们不是拿仪器

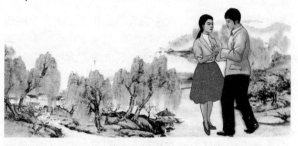

人们生活在大自然中，获得大自然的恩赐，要顺应自然规律

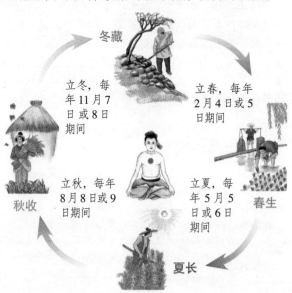

冬藏

立冬，每年11月7日或8日期间

立春，每年2月4日或5日期间

秋收

立秋，每年8月8日或9日期间

立夏，每年5月5日或6日期间

春生

夏长

来做参照系，而是综合考虑天、地和人。因为中医研究的不是病，而是人的生命规律。

最经典的元气论就认为，气分为"天气""地气"与"中和之气"，三气"交而为合""相亲相爱"，以养万物众生。人是天地中和之气的产物，人欲长生不老，就应修其根本，以养气、炼气为主要手段来实现这一目标。如道教养生中的导引行气、服食药饵、房中补导等，其目的就在于炼气、养气，使人体元气充实，精神旺健，最终能够健康长寿。不仅如此，《黄帝内经》还指出，运气就是运动着的气。这运动着的气在自然界的表现就是春、夏、秋、冬——春温，夏热，秋凉，冬寒，构成了自然界一切事物春生、夏长、秋收、冬藏的规律。我们养生就应当顺应天命，这样才能尽其天年，达到所谓的"顺其自然"。

四季养生小贴士

在阴阳论中，手指一般代表头，手掌一般代表内脏，手背一般代表我们的背部。内脏经脉的气出来后的首到之处就是手指，所以人体的手指是非常敏感的，人体内脏的问题也会很快通过手指反映出来。无名指太短者，说明先天元气不足，常三焦经失调，总有说不出的不舒服，即整体细胞的代谢出现了问题，这就需要在平时多注意补元气了。

天有日月星，地有水火风，人有精气神

古人认为，天有三宝"日月星"，地有三宝"水火风"，人有三宝"精气神"。养生，主要养的就是人的"精气神"。中医有"精脱者死""气脱者死""失神者亦死"的说法，可见"精气神"三者，是人体生命存亡的关键所在。只要人能保持精足、气充、神全，自然会祛病延年。

那么，人的精气神到底是什么呢？

精 就是食物的精华，说明养生首要在于良好的饮食，充足的营养

神 代表了人的思想、心灵、精神和灵魂及其表现

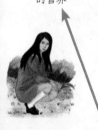

精、气、神三者相互滋生、相互助长，是人生命存亡的根本

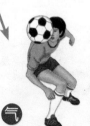

气 代表了人们生存的外在环境，气还可以当作是人体的元气

～∽ 天气变化，与我们的健康息息相关 ∽～

1. 日照对健康的影响

⇐ 适量的阳光照射，能使人体组织合成维生素 D，并且促进钙类物质的吸收。

2. 风对健康的影响

3. 气压对健康的影响

⇒ 当气压下降、天气阴沉时，人的精神最容易陷入沮丧和抑郁状态。

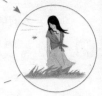

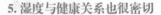

⇑ 在高湿环境下，气压每上升1百帕（百帕为气压单位），多死亡 2 人。

4. 气温对健康的影响

5. 湿度与健康关系也很密切

⇒ 当气温在 26℃ 以上，空气湿度大于 70% 时，人容易发怒。当气温升到 30℃，湿度大于 50% 时，中暑人数会急剧增加。

⇑ 人体感觉最舒适的环境温度为 20~28℃，而对人体健康最有利的理想的环境温度在 18℃ 左右。气温过高或过低对健康有不良影响。

～❀ 我们的五脏六腑，本性最为天真 ❀～

《黄帝内经》的第一篇就是《上古天真论》。在我们的身体中五脏六腑的本性是天真的，它们处于一种非常和谐自足的状态当中。所谓"五脏"，即心、肝、脾、肺、肾，其共同特点是能贮藏人体生命活动所必需的各种精微物质，如精、气、血、津液等；所谓"六腑"，即胆、胃、小肠、大肠、膀胱、三焦，其共同特点是主管饮食的受纳、传导、变化和排泄。

《黄帝内经》对五脏六腑进行了明确的分工。其中，心为"君主之官"，肝为"将军之官"，肺为"相傅之官"，脾胃为"仓廪之官"，肾为"作强之官"，

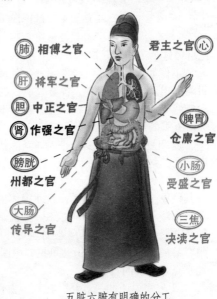

肺 相傅之官
肝 将军之官
胆 中正之官
肾 作强之官
膀胱 州都之官
大肠 传导之官

君主之官 心
脾胃 仓廪之官
小肠 受盛之官
三焦 决渎之官

五脏六腑有明确的分工

7

冷热对五脏都
有影响

胆为"中正之官",大肠为"传导之官",小肠为"受盛之官",膀胱为"州都之官",三焦为"决渎之官"。这里的五脏六腑已经超越了具体的组织器官,上升为一个国家的若干种官职,通过这几种官职把同类功能的组织器官整合在一起,没有提到名字的器官都归这些有名称的官员统帅,再通过经络把各个器官联系起来,就形成了身体这个"国家"了。只要五脏六腑各司其职,就能把身体这个"国家"治理得井井有条。

不仅如此,在《内经素问·金匮真言论》里还曾明确提出"五脏应四时,各有收应"的观点,即五脏和自然界四时阴阳相应,各有影响。事实上,四时气候对五脏的影响是非常明显的。

就拿夏季来说,夏季是人体新陈代谢最活跃的时期,尤其是室外活动特别多,而且活动量也相对增大,再加上夏天昼长夜短、天气特别炎热,故睡眠时间也较其他季节少一些。这样,就使得体内的能量消耗很多,血液循环加快,出汗亦多。因此,在夏季,心脏的负担特别重,如果不注意加强对心脏功能的保健,很容易使其受到损害。由此可见,中医提出"心主夏"的观点是正确的。

还需要说明的一点是,在我国古代,对一年季节

青色	红色	黄色	白色	黑色
肝属青色	心属红色	脾属黄色	肺属白色	肾属黑色

五脏与五行的关系

火

心五行属火，火性温热、升腾、明亮

木

肝五行属木，木性生长、生法、柔和、条达舒畅

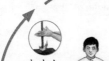

木生火　　火生土

水生木　　土生金

金生水

土

脾五行属土，土性生化、承载、受纳

水

金

肾五行属水，水性寒凉、滋润、向下运行

肺五行属金，金性清洁、清肃、收敛

春	夏	秋	冬
肝	心	肺	肾
长夏 脾	长夏 脾	长夏 脾	长夏 脾

的划分，有四季和五季两种方法，因人体有五脏，故常用五脏与五季相配合来说明人体五脏的季节变化。四季就是春、夏、秋、冬，这个很好理解。那么五季是怎么划分的呢？原来，加上长夏这个季节以后，就成了春、夏、长夏、秋、冬五季了。

五行即金、木、水、火、土，五季指的就是秋、春、冬、夏、长夏，五脏即肺、肝、肾、心、脾。

四季养生小贴士

张其成教授在《中华养生智慧》中阐释道："因为春、夏、秋、冬各有三个月，在它们最后一个月就是三月、六月、九月和十二月中，分别把后18天抽出来，共72天，这72天就是一个'时'，叫长夏。"如果将一年分为五季，那就正好与五行和人体的五脏一一对应了。

法时养生的精髓是按照春、夏、秋、冬四季温、热、凉、寒的变化来养生。四季养生的总原则就是春夏养阳、秋冬养阴，也就是说在春夏季节保养阳气，在秋冬季节保养阴气。如果违背了这个规律，就会破坏身体的自然生发，有损健康。

一起细数身体对大自然的应和

如今，随着人们的环保意识逐渐增强，气候对健康的影响已经引起了大家的广泛重视。研究发现：

77%的心肌梗死患者，54%的冠心病患者对气候变化的感受性升高。在高气压控制下的气候条件里，特别在冬季寒潮天气里，急性心肌梗死发病率最高。这主要是寒冷刺激，使人体血管收缩、周围血管阻力增加、血压升高、心肌需要的指数（心率与血压的乘积）相应增高，加之患者本身的冠状动脉狭窄，导致心肌缺血、低氧现象加重，所以到了冬初，心肌梗死患者特别多。

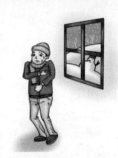

冬季寒潮天气易引发心肌梗死

胃及十二指肠溃疡病也具有季节性复发的特征。溃疡并发症常因天气骤变而诱发。病变部位虽在胃及十二指肠，但致病原因往往与神经系统的功能有关。当大脑皮质和自主神经的调节功能因骤冷、雨淋、气压变化而失调时，就可引起胃酸及胃蛋白酶分泌增加、胃壁紧张性收缩及蠕动增

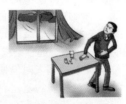

天气骤变易引发胃及十二指肠溃疡病

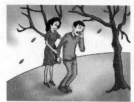
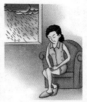
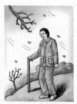

秋末冬初气候突变时，易引发呼吸系统疾病

风雨天气到来前，关节炎病人会感到关节疼痛

冬春两季寒潮来袭时，老年人及体弱多病者容易生病

强、局部血管痉挛、胃黏膜营养障碍，从而使溃疡加重。医学研究人员发现天气变化越突然越急骤，所引起的生理、病理反应也越大，主要表现是胃酸分泌和黏膜的改变。

患有慢性支气管炎、支气管哮喘、肺气肿等慢性肺部疾病者，在秋末冬初气候突变时，容易导致旧病复发或加重。这是因为寒冷会降低人体呼吸道的抵抗力，破坏其防疫功能。由于全身受凉、呼吸道温度降低、毛细血管收缩、血液流量减少，加之寒冷使黏膜上皮的纤毛活动减慢，气管排出细菌和异物的功能减弱，因而易引起感染或使原有的疾病复发及加重。

关节炎病人对气候的变化更加敏感。人体各个关节虽然对气候的变化有一定的适应能力，但是这种适应能力由于年龄和健康状况的不同而有明显的差异。若病人关节的功能已遭到破坏，每当风雨到来之前，常常会出现疼痛症状。研究发现，关节疼痛并不是由个别气象因素诱发的，而是气象因素综合影响的结果，其中影响最显著的是气压和温度的变化。如果气压低、温差大，则多数病人的症状会明显加重。

气候的变化对身体健康的人影响也很大，最突出的是不良的气候条件很容易使人着凉感冒。感冒虽然一年四季都会发生，而发病较多的是冬春两季，在这期间又以寒潮袭来时发病最多。寒潮袭来时，气温大幅度下降，如保暖不及，机体容易着凉感冒，特别是老年人及体弱多病者，由于身体的抵抗力差，更容易发病。另外，如果冬季气候该冷不冷，空气中的多种细菌、病毒就趁机大量繁殖，从而增加传染病的感染机会。

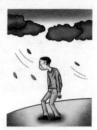

天气坏时会使人
心情坏

气候阴晴冷热的变化往往对人的情绪产生一定的影响。这是因气候的突然变化影响人体的生理功能，生理功能的变化又能影响人的精神状态。每当秋高气爽或风和日丽的时候，人们往往乐观通达、心情舒畅；在寒风阴雨天气、干燥闷热的日子，人们的心情就会变得烦躁易怒或抑郁低沉。

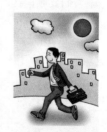

天气好时会使人
心情好

13

第2章

解密《黄帝内经》四季养生的智慧

《黄帝内经》作为我国传统医学四大经典著作之一，是我国医学宝库中现存成书最早的一部医学典籍，被誉为中国的"医家之宗"。这部医学宝典，在养生方面阐述了很多科学的卓见，对于我们今天养心、养性、养生有着不可估量的指导意义。其中，关于四季不生病的智慧，就是在告诉我们——做什么、如何做，才能最养生、最长寿。

解读《黄帝内经》中的"四气调神大论"

《黄帝内经》中讲到"四气调神大论"，主要是告诫人们要顺应四时气候的变化以调摄精神情志，保持机体内阴阳的相对平衡，达到身体健康防病的目的。

春季发陈	**春季的养生重点在于疏泄**

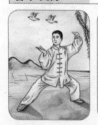

春季三月，万物复苏，自然界欣欣向荣。为了适应这种自然环境，人们应该晚睡早起，起床后到庭院里散步，以便使精神承受春天万物的生发而舒畅活泼、充满生机。对待事物，也要顺应此时的生长之性，不应该抑制其生发。这正是顺应"春生"的养生法则。

夏季蕃秀　夏季的养生重点在于防湿、防暑热

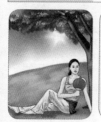

夏季三月，天气下降，地气上升，天地、阴阳相互交汇，自然界一片繁荣秀丽。此时人们应该晚睡早起，并保持愉快、舒畅的心情。这样能够使阳气充分宣泄。这正是顺应夏天的养生法则。如果违背了这种法则，就会损伤心脏，致使冬季也较易生病。

秋季容平　秋季的养生重点在于调摄起居、情志

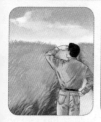

秋季三月，秋高气爽，暑湿消失，自然界丰收平定。此时人们应早睡早起，大体以与鸡活动的时间一致为宜。精神情绪要保持安定平静，以缓解秋凉对人体的伤害；内敛神气而不外泻，可保持平定，有助于肺的清肃。这就是秋季的养生法则。

冬季闭藏　冬季的养生重点在于收敛闭藏

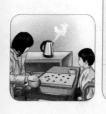

冬季三月，水冷成冰，地寒而裂，自然界草木凋零，万物伏藏。这时人们要减少活动，不要扰动体内的阳气。要早睡晚起，到太阳升起的时候再起床，才能避免寒气侵袭。精神情绪要保持平静，同时还应当躲避寒气，注意保暖，这就是冬季的养生方法。

健康长寿的根本:"法于阴阳,和于术数"

在《黄帝内经·素问》中,有这样一段记载:

一天,黄帝问岐伯:"余闻上古之人,春秋皆度百岁,而动作不衰;今时之人,年半百而动作皆衰者,时世异耶?人将失之耶?"

岐伯答道:"上古之人,其知道者,法于阴阳,和于术数……"

事实上,"法于阴阳,和于术数",这八个字就是《黄帝内经》提出的日常养生保健的总原则。对此,我们需要先介绍一下何为"阴阳"。

经常听到人们说"阴盛阳衰"或者"阴阳调和",但是真正了解阴阳的人却很少。其实,阴阳是我国古代的哲学概念,是事物相互对立统一的两个方面,它是自然界的规律,世界万物的纲领,事物变化的根源,事物产生、消灭的根本。古人认为,阴阳是处处存在的,凡是明亮的、兴奋的、强壮的、热的、运动的、上面的、外面的事物,都是"阳";而凡是属于阴暗的、沮丧的、衰弱的、冷的、静的、下面的、里面的事物则都是"阴"。

中医认为:"阴"代表储存的能源,具体到形上

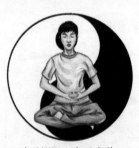

法于阴阳,和于术数

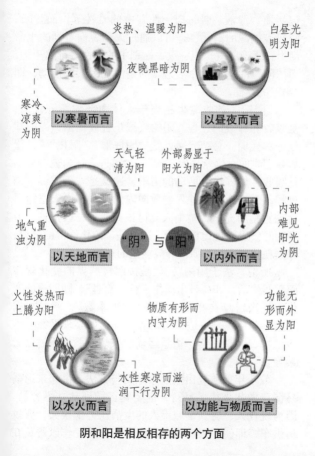

炎热、温暖为阳

夜晚黑暗为阴

寒冷、凉爽为阴

以寒暑而言

白昼光明为阳

以昼夜而言

天气轻清为阳

地气重浊为阴

以天地而言

"阴"与"阳"

外部易显于阳光为阳

内部难见阳光为阴

以内外而言

火性炎热而上腾为阳

水性寒凉而滋润下行为阴

以水火而言

物质有形而内守为阴

功能无形而外显为阳

以功能与物质而言

阴和阳是相反相存的两个方面

包括血、津液、骨、肉，性别中的雌性等，而"阳"则代表能源的消耗，是可以通过人体表面看到的生命活力，无形的气、卫、火，性别中的雄性等都属于阳，而"阳"的这种生命活力靠的是内在因素的推动，即"阴"的存储。

"阴阳"的收藏也相当于人体内部的新陈代谢，是吸收和释放的过程。阴的收藏是合成代谢，而阳却是分解代谢。总结起来就是"阴成形""阳化气"，比如我们吃的食物就是属"阴"，食物进入体内就会被消化吸收，供养生命活动的需求，这就是"阴成形"的过程，是一个同化外界物质向内的过程；而人吃饱后会感觉精力充沛，整个人显得很有活力、很精神，做事的时候思维也比较敏捷，这就是"阳化气"的过程，即消耗体内有形物质而释放能量的过程。

所谓"法于阴阳"，就是按照自然界的变化规律而起居生活，如"日出而作，日落而息"，随四季的变化而适当增减衣被等。所谓"和于术数"，就是根据正确的养生保健方法进行调养锻炼，如心理平衡、生活规律、合理饮食、适量运动、戒烟限酒、不过度劳累等。

数千年前所提出的这些原则与方法，讲起来通俗易懂，做起来简单易行，但要真正做到却并不容易。因为现代人，特别是城市人的生活压力都很大，要供房供车，即使不买房买车，也要辛苦地工作以避免在

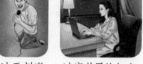

过于刺激　　　过度劳累的加班　　按规律起居　　合理的饮食
的夜生活

激烈的竞争中被淘汰，所以经常要加班、熬夜、应酬。还有，现代人都很喜欢夜生活，很晚了也不睡觉，还在上网、K歌、蹦迪，觉得不这样就不够刺激，不这样就感受不到生活的乐趣。所以说，很多人往往是在失去健康的时候才懂得健康的重要，快要失去生命的时候才知道生命的可贵。老年性疾病的日益年轻化，中青年猝死人数的不断增加，都为我们敲响了警钟。

"法于阴阳，和于术数"，实际上整部《黄帝内经》都在诠释这八个字，这个养生之"道"不是抽象的、虚空的，它实实在在地表现在我们每一个人普普通通的日常生活中。希望那些不注重自身健康的人要学会"法于阴阳，和于术数"，不要等到失去健康再后悔不已。

所以说，想要健康的生活习惯，主要还要靠自己调节，虽然实施起来会有困难，但只要坚持，就会看到好的结果。

～ 四季养生宗旨：内养正气，外慎邪气 ～

从保健养生角度来看，疾病是可以预防的，只要五脏元真（真气）充实，营卫通畅（指人的周身内外气血流畅），抗病力强，则正气存内，邪不可干，人即安和健康。所以四季养生保健的根本宗旨在于"内养正气，外慎邪气"。

保养正气就是保养人体的精、气、神。人体诸气得保，精和神自然得到充养，人体脏腑气血的功能也得到保障，即"五脏元真通畅，人即安和"。

"外慎邪气"则是警惕外界一切可以致病的因子，主要是从有病要早治、生活要节制等方面来调摄养生。

中医认为，邪气刚入于人体之表，应当及时治之，"勿使九窍闭塞，如此则营卫调和"，病邪就不会由表入里，病势也就不会由轻变重而损害正气，是养生祛病益寿之妙法。

外慎邪气的另一个方面是指对自己的生活注重节制，忌"贪"字。比如，起居有常，起卧有时，从不贪睡；饮食方面则要讲究五味适中，五谷相配，饮食随四时变化而调节，忌贪饮暴食偏食；在心理健康方面，应当注重陶冶情操，坦然怡然地待人接物，不以物喜，不以己悲，良好的心态自然能够改善身体状况，减轻乃至避免机体发生病患的可能。

我国医学古籍《黄帝内经》记载了这样一次谈话：

黄帝问养生专家岐伯："为什么先人们能活上百岁身体还很健康，现在的人不到六十就过早衰老了？"岐伯说："古时候的人懂得对于四时不正之气的避让，以便使思想澄明，排除杂念。这样调和好了自身的正气，就不会得病了。"黄帝听了，觉得很有道理，便照岐伯的方法修炼了起来。

因为黄帝心静如水，加上他长期坚持，从不懈怠，所以他不受外界的干扰，常保"天真之气"，这应该是他长寿的秘诀了。

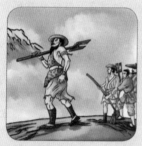

黄帝注意在日常生活中处处约束自己，消除欲望，使心情尽可能地安定，由于精神专注，他劳动虽很辛苦，但并不觉得疲劳

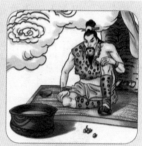

由于在物质上没有奢望，所以他心情一直很舒畅，吃饭时，他从不挑食，衣服不管是质地好的还是差的，他都很开心

健康生活：饮食法地道，居处法天道

现代文明的进步，科学技术的发达，使人们的生活有了翻天覆地的变化，但是一个奇怪的现象出现了，那就是与古人相比，现代人似乎变得更容易生病了，甚至还出现了越来越多的疑难杂症、不治之症，这是怎么回事儿呢？

其实，通过研究现代人的生活状态，很容易得出结论：大多数疾病都是由不健康的生活习惯和生活方式导致的。与古人相比，现代人少了很多禁忌，没有不敢去的地方，没有不敢吃的东西，生活内容也变得丰富多彩，很多人觉得这是一种进步，其实从某种程度上说，这实际上是一种倒退。因为人们对于自然、对于天地缺少了应有的敬畏之心，这就为很多疾病的入侵打开了缺口。

那么，怎样的生活方式才是健康的呢？《黄帝内经》给出了最朴实也最根本的答案：饮食法地道，居处法天道。

"天道"是指人的起居应该顺应天地运转的自然规

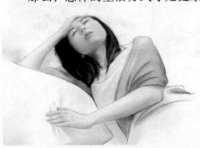

生活条件好了，却更容易生病

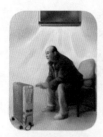

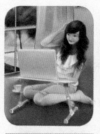

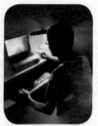

该寒冷时却一味
取暖

该出汗时却一味
贪凉

该休息时不休息

"天道"指日夜，是指人的起居应该顺应天地运转的
自然规律，天亮就起床，让人体自身的阳气与天地的阳气一
起生发。各种违反自然规律的行为必然会受到惩罚，疾病接
踵而至。

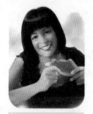

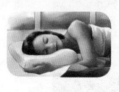

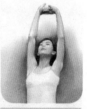

吃应季食品

按季节规律作息

按季节规律锻炼

"地道"指节气，我们的饮食要遵照节气规律去吃，
吃应季食品才健康。按时作息、饮食规律、保持良好的心
态、加强锻炼是保证我们健康的不二法则。

律，"地道"指人的饮食要遵照节气规律。现在人们生活水平提高了，夏季的食品在寒冷的冬季也能轻易地得到，这使得人们对饮食上的季节观念越来越淡薄，从而忽略了食物本身的属性，比如西瓜性寒，本应在炎热的夏季食用，以平衡阴阳、中和暑热，若在冬季食用，就给本来寒冷的环境更增添了几分寒意，对身体造成伤害。

另外，生活水平的提高也让很多人过着一种恒温的生活，夏天热了可以开空调，冬天冷了有暖气，鲜有机会出汗或感受寒冷，违背了自然规律的我们必然会受到惩罚，于是，一些富贵病接踵而至，让人们在享受高质量生活的同时也付出了昂贵的代价。人们也意识到了生活中的这些问题，于是开始想方设法加以改变和弥补。从本质上说，这其实就是人们在长期远离自然以后的一种本能。

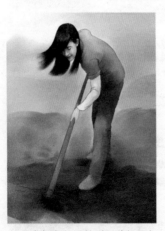

如很多都市人开始利用节假日去郊外享受大自然，到农庄从事一些体力劳动，以缓解不健康的生活方式带给自己的危害

"不时不食"，顺时而"食"

按照中医的理论，一年四季的气候变化是春生、夏长、秋收、冬藏，人的身体也是如此。中医讲究天人合一，特别注重顺应自然。因此，顺时而"食"也是膳食养生的关键。《黄帝内经》中说："不时不食"，就是要求我们，饮食一定要顺应大自然的规律，说白了就是大自然什么时候给，我们就什么时候吃。

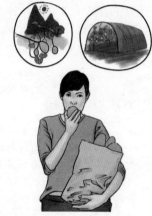

目前，我们有各种先进的栽培技术，一年四季都可以买到自己想吃的东西。现在再讲"不时不食"似乎有点过时了，但这里还是要提醒你：尽量吃应季的东西。因为，无论什么食物，只有到了它的时令才生长得最为饱满最有营养，虽然通过一些栽培技术在别的季节也能吃到，但是只有其形而缺少应季时形成的营养成分。

甜瓜一般在7月份才成熟，那时候的甜瓜经过了充分的阳光照射，味道很香甜，但现在大棚里种的甜瓜，5月份就上市了，看上去也是甜瓜的样子，但是根本不好吃，完全失去了应有的风味，营养功效也比不上自然成熟的

有些催熟的食物，不光味道不好，人吃了还会生病，就是因为它的生长过程中用了很多化学药剂。所以，我们吃东西一定要吃应季的，不仅经济实惠而且对身体有好处。我们吃东西不能只为了尝鲜或者寻求一种心理上的满足，吃得放心吃得健康才是最重要的。

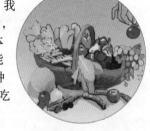

四季养生小贴士

春分、秋分、夏至、冬至是自然界天地阴阳之气升降变化及消长的转折时期，人与此相应，也会表现出阴阳变动更为明显甚至剧烈之势，如果人体内在的自稳功能不能对此做出适当的反应，就无法与自然界的阴阳节律相适应，从而出现阴阳失衡的疾病状态。对此，各时令期间不妨请专业医师进行一下"节气灸"。所谓"节气灸"，是在特定的时令节气，选择具有强壮作用的腧穴进行艾灸，以温壮元阳，激发经气，调动机体潜能，提高机体抗病与应变能力。"节气灸"以其简、便、验、廉的优势，为我国历代医家及百姓所喜闻乐见并沿用至今，在传统防病领域里占有特殊的地位。

不同的季节，疾病对人体入侵各有偏好

《黄帝内经》中说，春季邪气伤人，多病在头部；夏季邪气伤人，多病在心；秋季邪气伤人，多病在肩背；冬季邪气伤人，多病在四肢。

1. 春季的头部保养

春天邪气最容易从头部入侵人体，所以我们要保养好头部，防止疾病入侵人体。下面介绍一种简单有效的方法：

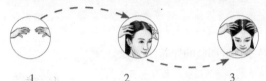

1 | 2 | 3

先将双手十指自然屈指并拢。 | 用指端自前向后、自中绕至两侧，对整个发际较有力地划摩数次；再用十指依前顺序较有力地一点一点地按压数遍。 | 再用十指依前顺序做短距离往返搔抓数遍；最后用十指依前顺序轻缓按摩数遍，每2～3小时一次。

2. 夏季保养好心

夏天的时候，人容易心情烦躁，动不动就发脾气。这是因为夏天气血都到外面来了，里面的气血都相对不足，所以遇见点事就容易生气发火。因此，我们一定要记住，夏天要忌怒，别发脾气，或者尽量少发脾气。夏天的时候，本来你

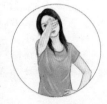

的气血都在外面了，你再一发脾气，血压就上来了，心脏就罢工了，哪里还能健康？

3. 秋季做好肩背部的保养

一到秋天，有些人就开始出现肩背部疾病，我们在生活中要十分注意后背的养生，晚上睡觉的时候，一定要盖住肩膀。我们把手心贴在缺盆处（人吸气时两肩的锁骨处会形成一个窝，这个窝的中间就是缺盆穴），轻轻地蠕动，慢慢地提捏，提捏的劲道采取"落雁劲"，就好像是大雁落沙滩那样，看似轻柔，但内带动力。没事的时候多做做就可缓解肩膀疼痛。

4. 冬季做好四肢的保养

冬季疾病容易从四肢，尤其是双腿入侵人体，这点上了岁数的人可能体会更深。天气冷了，腿就觉得不舒服，伸展不开，遇到潮湿的天气腿还疼。所以，冬季我们除了要给双腿保暖外，还要经常拍打、活动双腿。

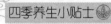

四季养生小贴士

温水足浴好入眠

准备一盆 30 ~ 40℃的温热水泡脚，一般 20 ~ 30 分钟即可。

足浴的材料可用 100 克干艾草或桂枝（可在中药房购得）加水煮滚，或是放点老姜片或酒均可。

"一日分为四时"，天天都是养生好时节

古人认为，每一天的养生也有4个最关键的时段，一天也像一个四季，早上是春天，中午是夏天，太阳落山是秋天，半夜是冬天，而这也正是《黄帝内经》中所说的"一日分为四时，朝则为春，日中为夏，日入为秋，夜半为冬"。

清晨人体阳气开始发生；中午时分阳气升至顶点，呈现隆盛状态；傍晚黄昏时分则阳气渐趋于体内，阴气开始增长；到了夜晚，体表阳气已微，阴气渐增，至夜半增至顶点，呈现隆盛之态。一年里面，阳气的生、长、化、收、藏，有这么一个过程。在一天里，人也是这样的，要跟着阳气的变化做好"生、长、收、藏"四项工作。

AM 7:00
起床伸个懒腰，要有快乐的心情

AM 7:30
早餐多吃流食，少吃干食

AM 9:00
工作中集中精力，发挥高效

PM 12:30
中午有条件的话就休息一会

PM 5:00
黄昏时是很好的锻炼时机

PM 9:00
晚上少吃东西，放松休息

第3章

顺天时地利，长寿又有何难

人究竟能活到多少岁？自古以来这就是一个争论不休的话题，中医学对此还提出了一个形象的概念——天年。所谓"天年"，就是人的天赋寿命、自然寿命。经过多年的调查与研究，诸多医家发现人类的天年至少应该在120岁之上，也就是说，活到百岁不算寿星，因为每个人都应该活过120岁。然而，现代人动不动就生病，活到100岁的都少之又少，如何才能够活到120岁呢？答案很简单——顺应天时地利保养身体。

人类的实际寿命远不止100岁

养生保健这个行业的著名学者赵铁锁博士，通过走访许多长寿之乡，探访当地的老人，并翻阅了古今中外大量相关的书籍，最终研究得出了一个非常令人惊讶的结论：原来，那些活过百岁的老寿星们，并不是通过什么奇特的方法增加了自己的年龄，他们只不过是活到了我们每个人都应该活到的年龄。

在我国的文献记载中，寿命最长的一个人就是彭祖。据说他是颛顼的玄孙，历经唐虞夏商等代，活了880岁。不过，对于这一记载，不少人提出了质疑。

由于年代久远,关于彭祖活到 880 岁的真实性我们已经无法考证,但近代一些有关人类寿命的确切记录,也足以让我们震惊:中国气功养生家李庆远,生于清康熙十八年(1679年),死于 1935 年,享年 256 岁;中国贵州的龚来发,1996 年去世时 147 岁;伊朗老妇穆赫辛,1997 年161 岁时才去世;英国的弗姆·卡恩活了 209 岁,经历了 12 个王朝……

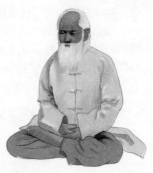

《黄帝内经》认为,人至少要活到 100 岁,《尚书》提出"一曰寿,百二十岁也",即活到 120 岁,才能叫作活到了应该活的岁数

如果说上面这些记载离我们还有些遥远,那么我们的"中国十大寿星排行榜"就可以说是"铁证如山"了。2008 年,赵铁锁和他的同事们经过 160 个日日夜夜,用地毯式和大撒网的方式对全国各地的百岁老人进行了全面普查,并由众多健康专家、医学家等从中评选出了长寿明星男女各 10 名。其中,生活在新疆喀什的萨迪克·萨伍提老人和生活在乌鲁木齐的买合甫·孜汗分别以 121 岁、118 岁位居男、女寿星排行榜榜首,而另外 18 位老人最小的也都超过了 110 岁。这些老人虽然早已过了耄耋之年,但大部分人身体健

康、精神矍铄，说起话来掷地有声。

那么，人到底能活多少岁呢？现代科学通过各种缜密的推理，算出了人类的自然寿命，其结论与我国古代医学的见解非常相似。常见的推算方法主要有以下 3 种：

性成熟期测算法	哺乳动物的最高寿命相当于性成熟期的 8 ~ 10 倍，人在 13 ~ 15 岁性成熟，因此人的自然寿命应为 110 ~ 150 岁。
细胞分裂次数与分裂周期测算法	哺乳动物寿命是其细胞分裂次数与分裂周期的乘积，人体细胞自胚胎开始分裂 50 次以上，分裂周期平均为 2 ~ 4 年，因此人的自然寿命应为 120 岁左右。
生长期测算法	哺乳动物的最高寿命相当于其生长期的 5 ~ 7 倍，人的生长期为 20 ~ 25 年，因此人的自然寿命应当为 100 ~ 175 岁。

总之，无论用哪种方法推算，人的寿命都应该在 120 岁之上，但是我们现在的人均寿命远远不到 100 岁。那么，究竟是什么夺走了我们本应好好活在世上的这几十年时间呢？这个问题值得人们深思。

现代人为什么动不动就生病

《黄帝内经》中有："今时之人不然也，以酒为浆，以妄为常，醉以入房，以欲竭其精，以耗散其真，不知持满，不时御神，务快其心，逆于生乐，起居无节，故半百而衰也。"大家一定要记住，《黄帝内经》讲人动不动就会生病，都是因为习惯造病，而不是遗传，是人的生活习惯、生活习性严重违背了身体内部的运行规律和自然的一种正常状态而造成的。

"以酒为浆"，现在的人，嗜酒如命，其实酒很容易让人丧失理性，而且大量或经常饮酒，还会使肝脏发生酒精中毒而致发炎、肿大，影响生殖、泌尿系统。

"以妄为常"，现在的人，想怎么做就怎么做，胡乱的作息和生活，完全不按照自然规律行事，该睡觉的时候不睡觉，该吃饭的时候不吃饭，该结婚的时候不结婚，非要等到困极了再睡，饿极了再吃，年岁大了再结婚，其实所有这些违背人体、自然规律的做法都是非常损耗人体能源的，从而导致疾病和过早衰老。

开始的时候，我们提到有些人认为人患病都是遗传的原因，其实遗传只是其中的一个重要因素，另一个重要因素是自己有类似于长辈的生活习惯和生活习性。比如说高血压，一个人得高血压不仅仅是因为父母有高血压，还因为自己的生活习惯与父母的生活习惯相似，如吃多盐的食物、经常嗜酒、情绪易怒等，这些都是患高血压的原因。

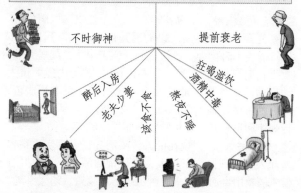

现代人的很多生活习惯严重违背了身体的自然运行规律

不时御神　提前衰老

醉后入房　狂喝滥饮

老夫少妻　酒精中毒

该食不食　熬夜不睡

"醉以入房，以欲竭其精，以耗散其真"，人要控制好自己，不能纵欲，因为人的精液是"阴精"的最高浓缩，而阴精是难成易亏的，所以房事若不节制，精液输出过多，就要导致物质短缺，"肾阴虚"便由此而至。房事养生的要诀在于得其节宣之和，既不能纵欲，又不能禁欲，真正做到静心节欲以养阴，顺天时避虚而保精。

"不知持满，不时御神"，用现代的话来说就是人不知足，总是追求身外之物，而且穷追不舍，最后闹得身心疲惫、烦恼多多。其实幸福很简单，只要吃的喝的住的满足人体的需要，人就会获得健康和快乐，何必苦苦追求身外之物。

食物有四气五味，四季吃不好会得病

药物有"四气""五味"之分，食物同样有"四气""五味"的不同，由于气和味的特点而作用各异。

所谓"四气"，即食物有寒、热、温、凉四性，"五味"即辛、甘、酸、苦、咸，饮食中的五味，吃好了对身体有益，吃不好还对人体有害，易导致疾病的发生。

食物除五味外，还有淡味、涩味，习惯上把淡附于甘味，把涩附于咸味。食补要根据人体阴阳偏盛偏衰的情况，有针对性地进补，以达到调整脏腑功能平衡的目的。

辛味能行气，通血脉。胃痛、腹痛、痛经患者，可以吃些辣椒、茴香、桂皮等有行气、散寒、止痛作用的食物；外感风寒的人可以吃些有辛辣味的生姜、葱白等食品；风寒湿痹患者则宜饮用白酒或药酒，以辛散风寒、温通血脉。

甘味有补益强壮的作用，气虚、血虚、阴虚、阳

人食五味来调养身体，但使用不当，不但对人不利，反而有害

辛　　　　　　　　　　　　　　咸

寒　　　　　　　　　　　　　　凉

甘　　　热　　　酸　　　温　　苦

生姜能御湿

山药能补五劳七伤

山楂能健胃

苦瓜益气

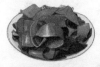

海带去颈部包块

虚以及五脏虚赢的人比较适宜。甘还能消除肌肉紧张和解毒，但甜食不能过量摄入，否则易发胖。

酸味能增进食欲、健脾开胃、增强肝脏功能，提高钙、磷的吸收率。久泻、久痢、久咳、久喘、多汗、虚汗、尿频、遗精、滑精等患者宜食用。

苦味具有清泄、燥湿的功能，适宜热证、湿证病人食用。比如苦瓜味苦性寒，用苦瓜佐餐，能达到清热、明目、解毒、泻火的效果，适宜热病烦渴、中暑、目赤、患疮疡及疔肿的患者。茶叶苦甘而凉，能够清利头目、除烦止渴、消食化痰。

咸味能软坚散结、润下，对结核、便秘患者比较适宜，而具有咸味的食物，多为海产品和某些肉类。如海蜇味咸，可清热、化痰、消积、润肠，对痰热咳嗽、痰核、痞积胀满、小儿积滞、大便燥结者最为适宜。海带味咸，有软坚化痰的功效。猪肉味咸，滋阴润燥，适宜热病津伤、燥咳、便秘的人食用。

"夏病秋发，冬病夏治"

千百年来，中医里一直盛行这样一个理念：夏病秋发，冬病夏治。很多人都非常费解，夏天的病为什么到秋天才发作？冬天生病了为什么要等到夏天才能彻底治好呢？这些看似不合理的事情，却隐含着深厚的养生治病的道理。

1. 酷暑贪凉，夏病秋发

进入夏季以后，人们会因气温高、湿度大、体内的水分难以蒸发而感到炎热难耐，因此，很多人想尽一切办法防暑降温。其实，过于贪凉并不好，会给很多疾病埋下隐患。如果将夏季中猛吹空调、无节制地吃冷饮、经常熬夜等看作发芽的种子，人体是培育这些种子的温床的话，秋季所收获的"果实"则必然

吃大量冷饮消暑会埋下隐患

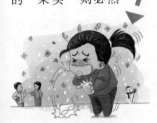

不良习惯极易导致病痛

猛吹空调后果苦不堪言

是患感冒、胃病、颈椎病、腰肌劳损等疾病。其实就是夏天人们透支了健康，秋天上医院去"还债"。

所以，要预防这些疾病"秋后算账"，就要改变夏天里的一些不良生活习惯。尽量早睡早起，培养依规律生活的习惯，不要一味迷恋冷气，饮食要得当，多运动。身体抵抗力强了，疾病也就离你远远的。

2. 冬天生的病为什么要夏天治

所谓冬病，一般是指易于在冬季发病或者在冬季病情容易加重的疾病。中医认为，"冬病"主要是人体易于受寒气侵袭的疾病。常见的"冬病"有感冒、支气管炎、支气管哮喘、慢性阻塞性肺

敷贴疗法疗效显著

气肿、过敏性鼻炎、风湿与类风湿性关节炎、老年畏寒证以及属于中医脾胃虚寒类疾病。这些疾病的发作明显的有季节性，并且在秋冬季发病率高，常反复发作。

所谓夏治就是针对冬季容易发作的疾病，在夏天的时候进行对症治疗，以期通过改善人体的阴阳平衡，达到使冬天发病率降低或减缓病情的目的，坚持数年后，有些疾病甚至可以根治。

以冻疮为例。冬天的时候，不少人手足上长冻疮，一开春就慢慢地自然痊愈。有的医生会建议你在夏天的时候用生姜或者辣椒用力摩擦手足，到了冬天，冻疮就不会复发了。

塑身养颜，也要顺应四季的"生长收藏"

《黄帝内经》中讲道："智者之养生也，必顺四时而适寒暑，和喜怒而安居处，节阴阳而调刚柔。"春生、夏长、秋收、冬藏是生物适应四季气象变化形成的普遍规律。所以，人的各种生理功能，有着与天地自然变化几近同步的节律性和适应外界变化做出自我调整的能力。简言之，就是要法时，养颜亦是如此。违背了大自然的规律，不仅我们的身体会受惩罚，就连容颜也会受影响。

1. 春季养"生"，让容颜与万物一起复苏

春天是肝气最足、肝火最旺的时候。这时候人也容易上火。对此，肌肤也会有所相应，如长几颗痘痘等。那么如何解决是好呢？很简单，肝胆相表里，通过胆经可以抒发肝之郁气，这样还会使肌肤更加光泽红润，痘痘的发生率也大大降低。

2. 夏季养"长"，适当宣泄体内瘀滞

夏季是天地万物生长、葱郁茂盛的时期。这时，大自然阳光充沛，热力充足，万物都借助这一自然趋势加速生长发育。人在这个季节也要多晒太阳多出汗，宣泄出体内的瘀滞，这样才能使气血通畅，为以后的收藏腾出地方。如果在夏天宣泄得不够，不仅到了秋冬季节想进补的话根本就补不进来，脸上也很容易出现粉刺等，影响你美丽的面庞。

冬季一定要养好肾阴，要收敛，多吃温补性食物

春季要养肝，注意增减衣服，防止倒春寒

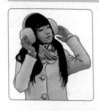

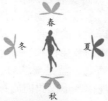

春

冬　夏

秋

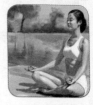

秋季要早睡早起，注意养肺

夏季养脾，多嗮太阳多出汗

3. 秋季养"收"，应处处收敛不外泄

秋季的三个月，是万物收获的季节。此时秋风劲急，气温下降，地气内敛，外现清明，人们也应该早睡早起，收敛精神而不外散，以缓和秋季肃杀的伤伐，使神气安定。

4. 冬季养"藏"，养肾防寒是关键

冬季属阴属水，要藏得住才保证春季的生发。因此，冬季一定要养好肾阴，要收敛，多吃温补性食物，这些食物能温暖人身，驱除寒邪，温热性食物主要指温热及养阳性食物如羊肉、牛肉、鸡肉、狗肉、鹿茸等，冬天以炖食最好。其中，冬天羊肉和鸡是冬天温补的主要肉食品。羊肉的膻味可用花椒、料酒及大蒜去除。

∽ 四季变迁，房事也应随之调节 ∽

一年四季的变化，不仅影响自然界的植物，而且影响人的房事。人的机体也是一个小天地，和自然界一样有四季的变化，而且受自然界变化的影响。人应该根据四季的变迁来调节自己的房事，以适应自然界春生、夏长、秋收、冬藏的变化规律。

春天万物复苏，自然界充满生机，欣欣向荣，人的生殖机能，内分泌机能也相对旺盛，性欲相对高涨。

夏季生物茂盛，由于天气炎热，人体气血运行加速，新陈代谢加快，身体处于高消耗的状态，房事应适当减少。如果这时房事过度，无疑增加能量消耗，损伤阳气，不利于身体健康。

秋季万物肃杀。这时期，减少房事，以保精固神，蓄养精气。

冬季，天气寒冷，万物闭藏，虫蛇冬眠，人的新陈代谢也随之降低，与此相应，适当节制房事，以保养肾阳之气，使精气内守，避免耗伤精血。

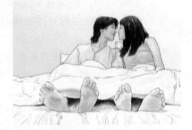

中医认为肾藏精，是人的生命之本。房事不节，会损伤肾精。久而久之，便会使肾气亏损，出现精神萎靡、耳目失聪、面容憔悴、皮肤干枯等未老先衰的症状

最佳季节受孕，生出最健康的宝宝

结婚生子，是人生的两个关键时刻；而适时而为，则是对我们生命的最大护佑。花到了时候会开，果子到了季节会结，人也要顺着自然的这一规律，该要孩子的时候就得要个孩子。那么什么时候是最佳怀孕期呢？

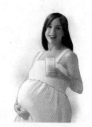

女人最佳的怀孕季节在春季和秋季，怀孕后要注意补充各种营养

中医认为，最适合女人怀孕的季节是春天和秋天。冬天重在藏精，夏天的时候所有气血都到外面来了，里面的气血是最弱的。如果在夏天和冬天这两个季节里夫妻生活过多，这时候对身体来讲是一种损害。

《黄帝内经》还有一句话叫"冬不藏精，春必病温"。就是这时候，正常的夫妻生活可以有，但是一定要注意节制。

至于男女要孩子的最佳年龄，《黄帝内经》里讲女人在28岁的时候身体处于最佳时期，35岁以后身体状况开始衰退。这就是说女人在28岁左右生育是最好的，最晚不能超过35岁。男人在32岁的时候身体状况最好，40岁的时候身体素质开始下滑，所以男人最好在这一时期完成生育。

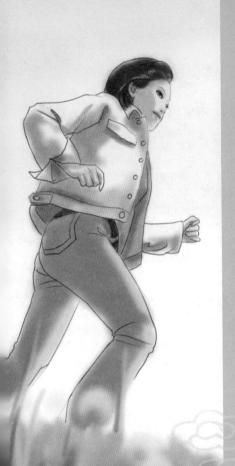

春之篇

欲与天地同寿，养生从春天做起

第 1 章

立春到谷雨，春天的六份厚礼

几乎人人都知道，春季从立春开始，历经雨水、惊蛰、春分、清明、谷雨共 6 个节气。然而，却很少有人真正全面地了解它们。要知道，这六个节气并不是被偶然"冠名"的，它们的由来、各自的气象特点、养生和保健的宜忌等，都属于天地运行规律的一部分。掌握了它们的变化规律，选择顺应它们要求的保养方式，我们便可以轻松实现春季预防疾病、延年益寿的目的。

岁首开年春意满，立春养"生"最重要

立春是一年中的第一个节气，在每年的 2 月 4 日，"立"为开始之意，立春就是春天的开始，表明严冬已经过去，万物复苏的春季来临。立春过后，气温开始回升，白天渐长，降水也趋于增多。

在立春时节的养生，要着眼于"生"字，春季是一个万物复苏、充满生机和活力的季节，其实人的身体与大自然是相通的，春季也是人体阳气生发的季节，此时的养生重点就是养好人体的阳气，让它生发起来，使新陈代谢从冬天恢复过来，尽快适应春天的气候，得以正常运行。

春时衣着宜"下厚上薄"，《老老恒言》亦云："春冻半泮，下体宁过于暖，上体无妨略减，所以养阳之生气。"

在饮食方面，应考虑这一节气阳气初生的特点，多吃辛甘发散之品，不宜食酸收之味。

立春养生中的另一重要方面就是防病保健，初春时节，天气由寒转暖，各种致病细菌、病毒也随之生长繁殖。温热毒邪开始活动，流感、流脑、麻疹、猩红热、肺炎也在此时发生。为避免春季疾病的发生，首先要消灭传染源；其次是要常开窗，保持室内空气清新；还要加强锻炼，提高自身免疫力。

● 按自然界的属性，春属木，与肝相应。肝主疏泄，在志为怒，恶抑郁而喜调达。因此，在春季养生方面就要注意养肝，戒暴怒，忌忧郁，做到开朗乐观，心境平和，使肝气得以生发，达到养肝护肝之目的。

● 立春是春季刚刚开始，寒冬已过，但气温回升还需要一段时间，所以"春捂"非常重要，不要急于脱掉厚重的冬衣，以免疾病侵袭。

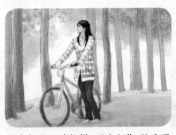

立春气温回升较慢，"春捂"很重要

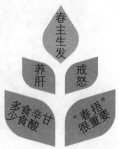

春主生发
养肝
戒怒
多食辛甘少食酸
"春捂"很重要

春回地暖草如丝，雨水养生重"脾胃"

雨水是一年的第二个节气，在每年的 2 月 18 日前后。雨水以后，冰雪开始融化，雨量开始增多，空气湿润，气温也逐渐回暖。

雨水时节，在养生方面最需要强调的是"调养脾胃"。中医认为，脾胃为"后天之本""气血生化之源"，脾胃的强弱对于人体健康长寿来说至关重要。为什么说雨水节气时要注意调养脾胃呢？这还是要从中医的五行学说讲起。

在五行学说里面，肝属木。木性可曲可直，条顺畅达，有生发的特性。故肝喜条达而恶抑郁，有疏泄的功能。而脾（胃）属土，土性敦厚，有生化万物的特性；脾又有消化水谷，运送精微，营养五脏、六腑、四肢百骸之功效。总之，为气血生化之源。五

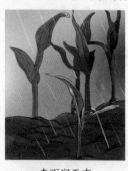

春雨润无声

脏在病理上是相互联系相互影响的，按照五行的生克理论，木克土，即肝木过旺克伐脾土。也就是说，如果肝木疏泄太过，脾胃就会气虚；若肝气郁结太甚，脾胃则因之气滞。所以，春季养生既要注意养护肝木的生发之机，又要注意不要生发太过而伤及脾胃。

神州大地待惊雷，惊蛰养生依体质

惊蛰，一年中的第三个节气，在每年的3月6日左右。俗话说"春雷一响，惊醒万物"。惊蛰时节，我国的大部分地区都已进入农耕期，有谚语云："雷打惊蛰谷米贱，惊蛰闻雷米如泥"。这是说惊蛰日或惊蛰日后如果听到雷声，就预兆这一年风调雨顺，会是个好年景。

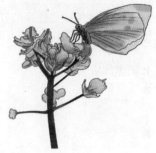

"蛰"是藏的意思，此时天气回暖，春雷开始震响，惊蛰的意思就是，春雷响起，蛰伏的动物感受到了春天的温暖，开始出来活动了

关于惊蛰时的养生，也要根据自然物候现象、自身体质差异进行合理调养。这里所谓"体质差异"，实际上是指体质养生中因人养生的一个方面。在生长发育和衰老过程中，人体由于受先天和后天等多种因素的影响，形成了各具特点的心理、生理功能上的相对稳定特征，这种特征往往又决定着机体对某些致病因素的易感性和病变过程中的倾向性，因此在养生中要视个人体质而定，不能一概而论。

但是，由于外界环境、自身生活状态是不断改变的，一个人的体质也不是一成不变的，只要采取正确的养生方法，保持健康的生活习惯，是可以逐渐纠正体质上的偏颇，达到健康长寿的目的。

一般来说，在惊蛰节气，阴虚体质、阳虚体质、血瘀体质和痰湿体质四类人群应格外注意保养。

1. 阴虚体质

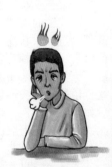

● 这种体质的特点为形体消瘦，手足心热，心中时烦，少眠，便干，尿黄，不耐春夏，多喜冷饮。

● 养生方法：阴虚体质多阴虚火旺，性情急躁，心烦易怒，这种类型的人应多修身养性，加强自我涵养，培养个人冷静沉着处事的能力；这种体质的人多畏热喜寒，应选择环境安静、坐北朝南的房子；在饮食上，阴虚体质的人应多吃清淡食物，如糯米、芝麻、蜂蜜、乳品、豆腐、鱼、蔬菜、甘蔗等，少食燥烈辛辣之品。

2. 阳虚体质

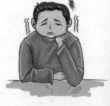

● 此种体质的人多形体白胖，或面色淡白，手足欠温，小便清长，大便时稀。

● 养生方法：阳气不足的人情绪波动也比较大，因此要善于调节自己的情绪，多参加有益的社交活动；阳虚体质的人畏寒喜暖，冬季要注意保暖，春夏则应多晒太阳，每次至少 15～20 分钟；在饮食方面，这种类型的人应多吃羊肉、狗肉、鸡肉、鹿肉等壮阳食物。

3. 血瘀体质

● 血瘀体质之人多面色晦滞，口唇色暗，肌肤干燥，眼眶黑暗。

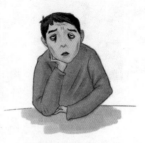

● 养生方法：血瘀体质的人应多做有助气血运行的运动项目，如交谊舞、太极拳、保健按摩等；此种体质的人多有气郁之症，因此培养乐观情绪很重要，精神愉快则气血和畅，有利于血瘀体质的改变；在饮食方面，应多吃具有活血化瘀作用的食品，如桃仁、黑豆、油菜、慈姑、醋等，山楂粥和花生粥是很好的选择。

4. 痰湿体质

● 这类体质的人的特征是形体肥胖，肌肉松弛，嗜食肥甘，神倦身重。

● 养生方法：痰湿之人多形体肥胖身重易倦，故应长期坚持散步、慢跑等活动，通过运动紧实皮肤；饮食方面应多食健脾利湿、化痰祛湿的食物，如白萝卜、扁豆、包菜、蚕豆、洋葱、紫菜、海蜇、荸荠、白果、枇杷、大枣、薏苡仁、红小豆等，少食肥甘厚味之食，少饮酒类等饮品，且每餐不宜过饱。

春来遍是桃花水，春分养生调阴阳

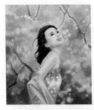

明媚的春光唤醒人们的自我意识

每年的 3 月 21 日左右就是二十四节气中的春分。春分日是春季九十天的中分点，这一天南北半球昼夜相等。春分一到，雨水明显增多，全国平均地温已达 0℃ 以上。此时，我国大部分地区的越冬作物已进入春季生长阶段，早稻也开始播种，正是春意融融的好季节。

由于春分节气平分了昼夜、寒暑，所以人们在这个节气的养生保健也要注意保持人体内部的阴阳平衡。

关于保持人体阴阳平衡的方法，《黄帝内经·素问》中谈道："调其阴阳，不足则补，有余则泻。"也就是说，虚则补，实则泄。如益气、养血、滋阴、助阳、填精、生津为补虚；解表、清热、利水、泻下、祛寒、去风、燥湿等则可视为泻实。

四季养生小贴士

春分之时，天地阴阳交合，万物新生，人们可以适当地晚睡早起，在庭院散步，抒发情绪，保养生机。春季也是高血压病多发的季节，易发眩晕、失眠等症，所以人们应该继续秉承"春捂秋冻"的原则，不可骤减衣物，运动出汗后要及时回到室内，换下汗湿衣物。

佳节清明桃李笑，此时养生"补"为道

每年的 4 月 5 日或 6 日为清明节气。清明，乃天清地明之意，此时我国大部分地区的日均气温已升到 12℃以上。这个节气自古以来就是人们祭祖扫墓的日子，是中国人一个很重要的日子。

对于养生来说，清明时节基本上不会有寒流出现了，即使会出现几天的"倒春寒"现象，但气温的大趋势是在升高的。清明前后，比较显著的气候特点是多雨，天气比较阴凉，养生重点应该放在补肾、调节阴阳虚亢等方面。

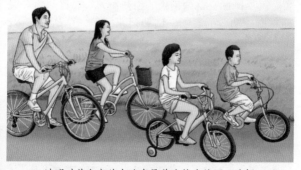

清明时节全家外出踏青是养生健身的不二选择

⟨❀⟩ 谷雨青梅口中香，内外环境须统一 ⟨❀⟩

每年的4月20日前后为谷雨时节。谷雨，有"雨水生百谷"之意，是春季的最后一个节气。谷雨以后，气温回升速度加快，雨量开始增多，有利于谷类作物的生长，农业生产也进入到繁忙的时期。

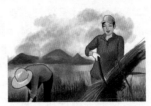

谷雨时节正是中华大地的农忙季节

此时虽然气温回升较快，天气不再寒冷，还是由于雨量较多，早晚还是较凉，因此，早晚出门时要注意增减衣服，避免受寒感冒。

在饮食方面，这个节气应该多吃一些有滋阴养胃、降压降脂、抗菌消炎、清热解毒、祛除风湿、温补养血等功效的食物，例如菊花鳝鱼、草菇豆腐羹、生地鸭蛋汤等。

四季养生小贴士 🌸

过敏体质的人，在谷雨时节应重点防花粉过敏及过敏性鼻炎、过敏性哮喘等。此时尽量减少户外活动，避免与变应原接触。在饮食上减少高蛋白质、高热量食物的摄入，出现过敏反应及时到医院就诊。

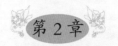

乍暖还寒，春季养生保肝为先

从生理学角度，肝脏是人体的"生命塔"。我们的各种代谢和解毒、免疫功能都靠肝脏承担。因此，它也相当于我们人体的代谢核心和"排毒工厂"，既是保护人体的忠臣，更是需要呵护的弱者。中医里明确指出，肝属木，应于春，所以在乍暖还寒的春季，我们一定要先注意保护好自己的肝脏。这也是春季养生的重中之重。

肝者，将军之官，谋虑出焉

《素问·灵兰秘典论》讲道："肝者，将军之官，谋虑出焉。"肝脏相当于一个国家的将军，主管军队，是力量的象征。清代医学家周学海在《读医随笔》中说：医者善于调肝，乃善治百病。由此，我们可以看出肝对人体健康具有总领全局的重要意义。

肝脏的生理特征和功能归纳起来主要有以下三方面：

1. 肝主疏泄

疏泄，即传输、疏通、发泄。肝脏属木，主生发。它把人体内部的气机生发、疏泄出来，使气息畅通无阻。气机如果得

53

不到疏泄，就是"气闭"，气闭就会引起
很多的病理变化，譬如出现水肿、瘀血、
女子闭经等。肝就是起到疏泄气机的功
能。如果肝气郁结，就要疏肝理气。此
外，肝还有疏泄情志的功能。人都有
七情六欲、七情五志，也就是喜、怒、
哀、乐这些情绪。这些情志的抒发也靠
肝脏。肝还疏泄"水谷精微"，就是人们吃进去的食物变成营
养物质后，肝把它们传输到全身。

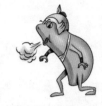

2. 肝藏血

肝脏有贮藏、调节全身血量的作用。当
人体活动的时候，机体的血流量增加，
肝脏就排出贮藏的血液，以供机体活动
的需要；当人体在休息和睡眠时，机体
需要血液量减少，多余的血液则贮藏于
肝脏。故《黄帝内经》有"人卧血归肝"之说。肝藏血还表
现在调整月经方面，血液除了供应机体营养的需要外，其余
部分，在女子则下注血海成为月经，因此女子月经正常与否，
与肝藏血、司血海的功能密切相关，肝有血海之称，妇科有
女子以肝为先天之说。若肝血不足，血液不溶筋则肢体麻木；
血虚生风则头摇震颤；若藏血障碍，还可出现衄血、呕血、
月经量过多等症。

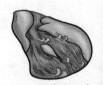

3. 肝主筋膜

筋膜，就是人体上的韧带、肌腱、筋膜和关节。筋性坚韧刚
劲，对骨节肌肉等运动器官有约束和保护作用。筋膜正常的
屈伸运动，需要肝血的濡养。肝血充足则筋力劲强，使肢体
的筋和筋膜得到充分的濡养，肢体关节才能运动灵活，强健

有力；肝血虚衰亏损，不能供给筋和筋膜
以充足的营养，那么筋的活动能力就会减
退，筋力疲惫，屈伸困难。肝体阴而用阳，
所以筋的功能与肝阴肝血的关系尤为密切。
年老体衰的人，动作迟钝、运动失灵，就
是因为肝血衰少，筋膜失其所养。许多筋
的病变都与肝的功能有关。如肝血不足，
血不养筋，或者热邪炽盛烧伤了肝的阴血，
就会引起肝风内动，出现肢体麻木、屈伸不利、筋脉拘急的
病症，严重者会出现四肢抽搐、牙关紧闭、手足震颤、角弓反
张等症状。

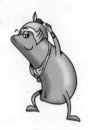

　　正是由于肝脏具有如此重要的作用，因此一旦出
现问题，便严重影响人体其他器官的健康。我们发现，
人体的许多常见疾病都与肝脏的功能失常有关：

1.肝开窍于目	肝的精气充足，眼睛明亮，黑白清晰，炯炯有神，七八十岁目不眩花。如果肝火上延，可见双目肿赤；肝虚，则双目干涩、视物不清，重则患青光眼、白内障、视网膜脱落等症。
2.肝主筋，其华在爪	肝的精气充足，方能养筋，筋壮，肢体灵活自如，指甲丰满、光洁、透明，呈粉色；肝虚，筋气不舒，活动迟钝，指甲脆弱，凹陷，不透明，缺少血色。
3.肝气条达，心平气和	肝气条达顺畅，人的精力旺盛，心平气和，与人交往亲和友善。如果肝瘀气滞，则会易生怒火，目光凶灼，脸呈绛色，体内臭气鼓胀，不愿听人讲话。

～ 养肝即养人，食物滋养为上策 ～

肝脏主管人体的生发，春气通于肝，所以春季最易使肝旺。这个季节，养护好肝脏，才能保养好身体。

在诸多养肝方法中，食物滋养最为普遍，也是最为上策。总体而言，此时最重要的是饮食要清淡，尽量少吃或不吃辛辣、刺激性食物，这些食物会损伤肝气，直接影响到肝。如生姜、辣椒要尽量少吃。要多吃新鲜蔬菜、水果。养成不暴饮暴食或饥饱不匀的好习惯。养肝血，则可以吃枸杞、当归、阿胶等食物。

肝开窍明目，如果肝血不足，则易使两目干涩，视物昏花。中医有一句话："春令进补有诀窍，养肝明目是首要。"丹参黄豆汤是养肝的不错选择，即把丹参洗净放砂锅中，黄豆洗净用凉水浸泡1小时，捞出倒入锅内加水适量煲汤，至黄豆烂，拣出丹参，加蜂蜜调味更好。当然猪肝枸杞子汤和枸杞红枣鸡蛋汤效果也不错。

下面，我们再具体地向大家介绍一下春季养肝的几种方法。

1. 以脏补脏鸡为先

鸡肝味甘而温，补血养肝，为食补养肝之佳品，较其他动物肝脏补肝的作用更强，且可温胃。具体用法是：取新鲜鸡肝3只，大米100克，同煮为粥服食。可治中老年人肝血不足、饮食不佳、眼睛干涩或流泪。此外，老年人肢体麻木者，也可用鸡肝5只，天麻20克，两味同蒸服，每日一次，服用半月，便可见效。

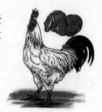

2. 以味补肝首选醋

醋味酸而入肝，具有平肝散瘀、解毒抑菌等作用。肝阳偏亢的高血压老年患者，每日可食醋40毫升，加温水冲淡后饮服；也可用食醋泡鸡蛋或醋泡黄豆，食蛋或豆，疗效颇佳。平素因气闷而肝痛者，可用食醋40毫升、柴胡粉10克冲服，能迅速止痛。

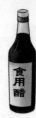

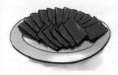

3. 以血补肝食鸭血

鸭血性平，营养丰富，肝主藏血，以血补血是中医常用的治疗方法。取鸭血100克、鲫鱼100克、白米100克同煮粥服食，可养肝血，辅治贫血，同时也是肝癌患者的保肝佳肴之一。

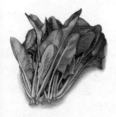

4. 疏肝养血菠菜佳

菠菜为春天的应时蔬菜，它具有滋阴润燥、疏肝养血等作用，对肝气不舒及并发胃病的辅助治疗常有很好的疗效。

❧❧ 保肝救命，春天来杯三七花 ❧❧

三七花具有保肝明目，降血压，降血脂，生津止渴，提神补气之功效。食用方法简便，可用开水泡饮，或同茶共同泡饮，每次 4 ～ 6 朵。每天一杯三七花，不仅保肝，而且可治疗多种疾病。

（1）高血压病：将三七花、槐花、菊花各 10 克混匀，分 3 ～ 5 次放入瓷杯中，用沸水冲泡，温浸片刻，代茶饮用。

（2）急性咽喉炎：将三七花 3 克与青果 5 克，盛入瓷杯中，冲入沸水泡至微冷时，可代茶饮；每日按此比例泡 3 次饮用。

（3）清热、平肝、降压：将三七花 10 克揉碎，用开水冲泡，代茶饮。

（4）眩晕：将三七花 10 克与鸡蛋 2 个同煮至熟，捞出蛋敲碎壳，再次放入煮至 30 分钟，食蛋饮汤，可分两次食饮。

（5）耳鸣：将三七花 5 ～ 10 克与酒 50 克混匀，入锅中放水煮沸，待冷食用；连服 1 周为 1 个疗程。

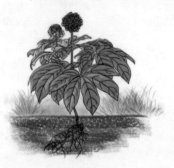

三七花

❖✿ 家中不离蒜，肝脏安康百病休 ✿❖

大蒜有很好的保健作用，尤其是对肝脏有很好的保护作用。

大蒜能诱导肝细胞脱毒酶的活性，可以阻断亚硝胺致癌物质的合成，从而预防癌症的发生。同时大蒜中的锗和硒等元素还有良好的抑制癌瘤或抗癌作用；大蒜

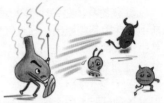

另据研究表明，大蒜中含有一种叫硫化丙烯的辣素，其杀菌能力可达到青霉素的 1/10，对病原菌和寄生虫都有良好的杀灭作用，可以起到预防流感、防止伤口感染、治疗感染性疾病和驱虫的功效

的有效成分具有明显的降血脂及预防冠心病和动脉硬化的作用，并可防止血栓的形成。

另外，紫皮大蒜挥发油中所含的大蒜辣素等具有明显的抗炎灭菌作用，尤其对上呼吸道和消化道感染、霉菌性角膜炎、隐孢子菌感染有显著的功效。

从大蒜的诸多功效可以看出，长期食用大蒜对身体的保健是有很多益处的。所以，民间才会有"四季不离蒜，不用去医院"的说法。

当然，大蒜也不是没有坏处，《本草纲目》里记载：大蒜味辛性温，"辛能散气，热能助火，伤肺、损目、昏神、伐性"。《本草经疏》告诫人们："凡脾胃有热，肝肾有火，气虚血虚之人，切勿沾唇。"

两个穴位藏大药，让肝从此不血虚

健康的身体是每个人永远追求的目标，但现实生活中往往因某些原因，导致很多人无法实现这个梦想，其中最大的敌人便是肝血虚。一旦肝血虚，随之而来的便是面容憔悴、头昏眼花、心悸失眠、手足发麻、脉细无力等，如不及时治疗，还会让疾病乘虚而入，引发各种肝胆上的大病，威胁身体健康。

那么，如何不用吃药就能补血呢？血海和足三里是首选。只要按照正确的方法刺激这两个穴位，就可以使肝脏祥和，气血生辉。

如果能长期坚持，你的肝脏就不会出现大问题。不但气血充足，而且肝上的病症可以得到缓解和好转。

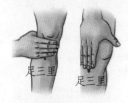

足三里在外膝眼下四横指、小腿胫骨外侧约一横指处。刺激它具有调理脾胃、补中益气、通经活络、疏风化湿、扶正祛邪之功能

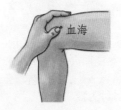

血海穴属足太阴脾经，屈膝时位于大腿内侧，髌底内侧上2寸，股四头肌内侧头的隆起处，是治疗血症的要穴，刺激它具有活血化瘀、补血养血、引血归经之功

想养肝，平时就不要乱发脾气

生活中，我们总能遇到一些脾气大的人，动不动就大发雷霆，即使是鸡毛蒜皮的小事。殊不知，从养生保健角度来讲，快乐可以增加肝血流量，活化肝细胞。而怒气不仅伤肝，也是古代养生家最忌讳的一种情绪。

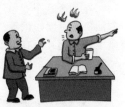

工作压力大容易引发怒火

中医里明确指出，"怒气一发，则气逆而不顺"。肝为"将军之官"，而将军动怒肯定不是什么好事，因此，想要养肝，在平时应尽量保持稳定的情绪。

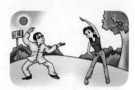

适当的锻炼可以减轻压力

一般来说，动不动就想发脾气的人，在中医里被归类为"肝火上炎"，意指肝管辖范围的自律神经出了问题。在治疗上，一般会用龙胆泻肝汤来平肝熄火。透过发泄和转移，也可使怒气消除，保持精神愉快。

肝疏泄气机、疏泄情志。如果一个人经常发怒，肯定会影响到肝。当肝气郁结时，人就容易感觉郁闷，忧郁症就会接踵而至。因此应该注意保持情绪稳定，遇事不要太激动，尤其不能动怒，否则对肝脏损伤会很大。

因此，保持情绪的稳定是养肝的重中之重。

过度疲劳，肝脏比你还累

在如今这个竞争压力很大的快节奏社会，经常熬夜加班、过度娱乐等，在我们的生活中可谓是司空见惯了。为此，也有很多人想利用周末来补觉，然而却感觉自己怎么都睡不够，殊不知那是我们的身体发出"过劳"的抗议信号。

要知道，疲劳其实是我们身体发出的正常警讯，适度的疲劳只是提醒你晚上应该舒舒服服地躺到床上，好好睡一觉以储备明天的能量。至于较长期的疲劳感，会使你睡很久还是觉得全身乏力。更需要注意的是，过度疲劳，还会使肝脏受到损伤。

2.调整工作心态，不要过度追求完美，量力而行地制订工作计划。

1.睡眠一定要充足，每天至少保证8小时的睡眠。

3.积极进行体育锻炼，学会释放压力，培养多种兴趣爱好。

恢复的不仅仅是健康！

5.适时补充一些益于肝脏健康的食物。

4.保持良好的人际关系，多与朋友、家人交流、沟通。

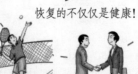

为肝脏排毒减负，劝君戒酒

中医认为，吸烟喝酒会损害肝脏健康。肝脏是我们人体内最大的化工厂，摄入到体内的酒精有90%以上要通过肝脏代谢。酒精需要肝脏分解、解毒和排泄。如果大量饮酒（每天饮用量大于80克），超过了肝脏的解毒能力，人就容易酒精中毒，甚至引发酒精性肝病。

过量饮酒而引起的肝病，是一个逐步发展的过程。在多数情况下，人们并不知道自己患上了酒精性肝病，等到出现如肝区疼痛、全身无力、消化不良、食欲缺乏、恶心呕吐、腹胀等症状时，再到医院检查，就会发现肝功能已经出现异常，如转氨酶、转肽酶升高，这已是酒精性肝炎。如果不及时治疗则很容易发展成为酒精性肝纤维化和酒精性肝硬化，危及生命。

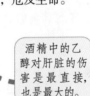

酒精中的乙醇对肝脏的伤害是最直接，也是最大的。

喝清水、芦荟汁和加蜂蜜的牛奶、酸奶等能提高肝脏解酒能力

远离肝脏疾病的最直接方式是彻底远离烟酒

∽≈ 远离肥胖，远离脂肪肝 ≈∽

正常人在摄入结构合理的膳食时，肝脏的脂肪含量占肝脏重量的 3%～5%，但在某些异常情况下，肝脏的脂肪量则明显增加。当肝脏的脂肪含量超过肝脏重量 10% 时，就称脂肪肝。肥胖是造成脂肪肝的重要原因，营养素摄入不足也会引起脂肪肝，还包括酗酒、糖尿病、肝炎病人吃糖过多等原因。脂肪肝前期症状隐蔽，往往在体检时因无触痛性肝大而被发现，但也可因右上腹痛、触痛及黄疸而被发现。常有肝区疼痛或不适、食欲减退、脘腹痞胀、便溏，少数可有轻度黄疸。

预防脂肪肝的食物在我们生活中比比皆是，人们只要稍加注意，应用于饮食之中，就能起到预防脂肪肝的极佳效果。多饮茶可降低血脂和胆固醇水平，增强微血管壁的韧性，抑制动脉粥样硬化。洋葱含前列腺素，有舒张血管、降低血压功能，还可预防动脉粥样硬化。大蒜能降脂并减少血中胆固醇，阻止血栓形成，有助于增加高密度脂蛋白，保护心脏动脉。每天吃 3 个以上苹果，即能维持满意的血压。此外，牛奶、燕麦、玉米、鱼类、菊花茶等也能很好地预防脂肪肝的生成。

脂肪肝多与进食不当有关，如摄取过多脂肪、胆固醇或甜食以及长期饮酒等

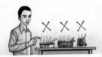

供给适当热量, 控制热量会使体重逐渐下降, 有利于肝功能恢复。忌用肉汤、鱼汤、鸡汤等。

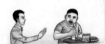

高蛋白可保护肝组织并促进已损害肝细胞的再生, 防止脂肪浸润。控制碳水化合物摄入比减少脂肪更有利于减轻体重和治疗脂肪肝。特别要控制进食蔗糖、果糖、葡萄糖和含糖多的糕点等。

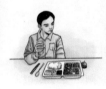

饮食不宜过分精细, 主食应粗细粮搭配, 多吃蔬菜、水果及菌藻类, 以保证摄入足够数量的食物纤维。这样既可增加维生素、矿物质供给, 又有利于代谢废物的排出, 对调节血脂、稳定血糖水平都有良好作用。

这里, 再给脂肪肝患者推荐一款营养食谱:

鲤鱼炖豆腐

原料: 豆腐100克, 鲤鱼1条 (约250克), 姜、葱、食盐适量。

制法: 豆腐切小块, 鲤鱼去鳞洗净, 入水煮汤, 加姜、葱、食盐调味, 分2次食完。

功效: 舒和肝气有利于肝脏早日康复。

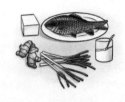

第3章

阳春三月，补好身体全年都健康

人们常说，"民以食为天"。如果饮食有方，就如同有了一位保健医生，时刻帮助你调养身体，抵御外界的各种疾病。阳春三月，饮食的调整可谓是养生的一个重要课题。有些人很好奇，中医主张饮食要应季，可春天虽然万物萌生，粮食却往往到了秋天才成熟，吃什么好呢？很简单——种子等有生发之气的食物！这些能够带给身体生机的食物，在春季可以为我们打下全年健康的坚实基础。

春天多吃甘味食物，滋养肝脾两脏

按照中医"四季侧重"的养生原则，春季应以养肝益脾为先。《千金方》中也说："当春之时，食宜省酸增甘，以养脾气。"

春季肝气当令，肝主阳气。根据五行学说，肝属木，脾属土，木能克土，所以肝气过旺会影响脾脏的运化功能。同时，脾又与胃密切相关，故脾弱则妨碍脾胃对食物的消化吸收。甘味入脾，最宜补益脾气，脾健又辅助于肝气。故春季进补应少吃酸味多吃甘味的食物，以滋养肝脾两脏，对防病保健大有裨益。

性温味甘的食物首选谷类，如糯米、黑米、高

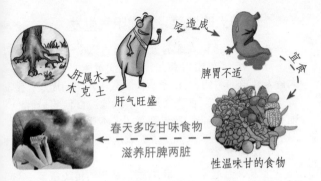

肝属木
木克土

肝气旺盛

会造成

脾胃不适

宣泄

性温味甘的食物

春天多吃甘味食物

滋养肝脾两脏

梁、黍米、燕麦;蔬果类,如刀豆、南瓜、扁豆、红枣、桂圆、核桃、栗子,等等。

很多肉鱼类也属甘性,如牛肉、猪肚、鲫鱼、花鲤、鲈鱼、草鱼、黄鳝等。人体从这些食物中吸取丰富营养素,可使养肝与健脾相得益彰。

此外,春日时暖风或晚春暴热袭人,易引动体内郁热而生肝火,或致体内津液外泄,可适当配吃些清解里热、滋养肝脏的食物,如荞麦、薏苡仁、荠菜、菠菜、蕹菜、芹菜、菊花苗、莴笋、茄子、荸荠、黄瓜、蘑菇。这类食物均性凉味甘,可清解里热,润肝明目。

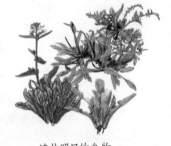

清热明目的食物

≈≋☯ 春天吃韭菜，助你阳气生发 ☯≋≈

韭菜的味道以春天时最美，自古以来，赞扬春韭者不计其数。"夜雨剪春韭，新炊间黄粱。"这是唐朝大诗人杜甫的名句。《山家清供》载，六朝的周颙，清贫寡欲，终年常蔬食。文惠太子问他蔬食何味最胜？他答曰："春初早韭，秋末晚菘。"《本草纲目》也记载"正月葱，二月韭"。就是说，农历二月生长的韭菜最适合人体健康。

韭菜又名起阳菜、壮阳菜，是我国传统蔬菜。它颜色碧绿、味道浓郁，自古就享有"春菜第一美食"的美称。这是因为，春天气候渐暖，人体内的阳气开始生发，需要保护阳气；而韭菜性温，可祛阴散寒，是养阳的佳蔬良药；所以春天一定要多吃韭菜。

韭菜性温，味甘、辛。具有补肾壮阳、温中开胃、散瘀活血之功效。《食用本草》中说："韭菜性温，味辛、微甘；补肾益胃，散瘀行滞，止汗固涩。"现代医学证明，韭菜有扩张血管，降低血脂，预防心肌梗死的作用；韭菜中含有硫化物和挥发性油，有增进食欲和消毒灭菌的功效；韭菜中含膳食纤维较多，有预防便秘和肠癌的作用。

韭菜性温，一般人都可食用，比较适合阳痿、早泄、遗精、遗尿、高血脂者食用。妇女痛经、不孕及产后乳汁不通者也比较适合食用。但是，凡阴虚火旺、疮疡、目疾等患者及孕妇忌食。

❀❀ 春吃油菜，解燥去火真管用 ❀❀

春季，天气干燥，很容易上火，要经常食用一些富含维生素的蔬菜，如早春的油菜，有清热解毒的功效，可防治春天里易发生的口角炎、口腔溃疡及牙龈出血等疾病。

油菜含有钙、铁、维生素C及胡萝卜素等多种营养素，其中所含钙量在绿叶蔬菜中为最高，维生素C比大白菜高1倍多，有助于增强机体免疫能力，且有抵御皮肤过度角化的作用，适合女性作为美容食品食用。油菜还含有能促进眼睛视紫质合成的物质，起到明目的作用。

油菜为低脂肪蔬菜，膳食纤维丰富，能与胆酸盐和食物中的胆固醇及三酰甘油结合，并从粪便排出，从而减少脂类的吸收，可以降血脂。油菜中所含的植物激素，能够增加酶的形成，从而吸附分解某些致癌物质。此外，油菜还能增强肝脏的排毒机制，对上焦热盛引起的口腔溃疡、牙龈出血也有调养作用。油菜中含有大量的植物纤维素，能促进肠道蠕动，增加粪便的体积，缩短粪便在肠腔停留的时间，从而治疗多种便秘，预防肠道肿瘤。

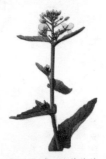

油菜的食用方法较多，可炒、烧、烩、扒等，油菜心可做配料。

春季佳肴：油菜花苗

69

"千金难买春来泄"，祛湿排毒正当时

民间有句老话，叫"千金难买春来泄"。民间智慧还是很博大精深的，这句话就通俗地解释了一个重要的中医理论。因为春天天气潮湿，身体易积聚水分，很容易就将湿气和寒气郁结在体内。同时冬天吃了不少丰脂食物，也在体内积存。这些东西瘀滞在人的体内，就会给五脏六腑带来负担，只有把这些湿气和毒素都泄去了，让我们的身体重新温暖起来，才是"千金难买"的健康生活之道。

祛湿排毒的办法有很多。首先你得多喝水。水是最好的排毒载体。不要以为春天潮湿，就不需要补充水分。身体里没有了水分的话，连厕所都不用去了，还怎么排毒？喝水是最简单有效的排毒办法。

而红茶具有高效加温、强力杀菌的作用，生姜和红茶相结合，就成了驱寒祛湿的姜红茶。此外，冲泡时还可加点红糖和蜂蜜。但患有痔疮或其他忌辛辣的病症，可不放或少放姜，只喝放了红糖和蜂蜜的红茶，效果也不错。

● 喝水不要喝凉水，以温开水为宜。早上喝一杯水养生的方法大家都知道，不过这个喝水也不能喝凉水。因为早上阳气刚刚生发，这个时候灌下一大杯凉水，就会打消身体的阳气。

春养阳气，良药十分不如荠菜三分

荠菜，广东叫菱角菜，贵州称为地米菜，中药名叫荠菜花。荠菜是最早报春的时鲜野菜，古诗云："城中桃李愁风雨，春到溪头荠菜花。"李时珍说："冬至后生苗，二、三月起茎五六寸，开细白花，整整如一。"荠菜清香可口，可炒食、凉拌、做菜馅、菜羹，食用方

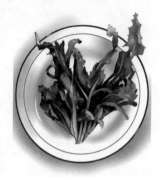

荠菜是盘中美味

法多样，风味特殊。目前市场上有两种荠菜，一种菜叶矮小，有奇香，止血效果好；另一种为人工种植的，菜叶宽大，不太香，药效较差。

在我国，吃荠菜的历史可谓是源远流长，《诗经》里有"甘之如荠"之句，可见大约在春秋战国时期，古人就知道荠菜味道之美了；到了唐朝，人们用荠菜做春饼，有在立春这天吃荠菜春饼的风俗。许多文人名士也对荠菜情有独钟：杜甫因为家贫，就常靠"墙阴老春荠"来糊口；范仲淹也曾在《荠赋》中写道："陶家瓮内，腌成碧绿青黄，措入口中，嚼生官商角微。"苏东坡喜欢用荠菜、萝卜、米做羹，命名为"东坡羹"。

香椿，让你的身心一起飞扬

香椿又名香椿芽。椿芽是椿树在早春枝头上生长出来的带红色的嫩枝芽，因其清香浓郁，故名香椿。《书经》上称香椿为"杶"，《山海经》上称"櫄"，《唐本草》称"椿"。我国栽培、食用香椿已有几千年的历史。早在汉朝，我们的祖先就食用香椿，从唐代起，它就和荔枝一样成为南北两大贡品，深受皇上及宫廷贵人们的喜爱。

宋代苏轼曾作《春菜》："岂如吾蜀富冬蔬，霜叶露芽寒更苗。"盛赞："椿木实而叶香可啖。"清代人有春天吃椿芽的习俗，谓之"吃春"，寓有迎新之意。民间有"门前一株椿，春菜常不断"之谚，和"雨前椿芽嫩无丝"之说。

关于香椿的药用功能，据《本草纲目》和《食疗本草》记载，香椿具有清热利湿、利尿解毒之功效，可清热解毒、涩肠、止血、健脾理气、杀虫及固精。

香椿炒鸡蛋

原料：香椿250克，鸡蛋5个，油、盐各适量。

制法：将香椿洗净，下沸水稍焯，捞出切碎；鸡蛋磕入碗内搅匀；油锅烧热，倒入鸡蛋炒至成块，投入香椿炒匀，加入精盐，炒至鸡蛋熟而入味，即可出锅。

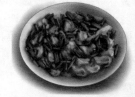

功效：滋阴润燥，泽肤健美，适用于虚劳吐血、目赤、营养不良、白秃等病症。

～❀❀❀ 养肝护脾胃,春季就要常喝粥 ～❀❀❀

传统医学认为春季肝气旺,容易损伤脾胃,因此养生要顾肝护脾胃。在饮食上宜清淡,忌油炸肥腻及生冷食物,所以最好经常喝粥。适合春天食用的药粥有:

1. 芹菜粥

取大米 250 克,加适量清水,煮至半熟,加入洗净切碎的连根芹菜 120 克,煮熟即可食用。春季肝火旺,是头痛和高血压病的多发时期,食用芹菜粥可以清肝火、降血压、止头晕。

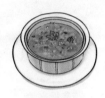

2. 枸杞粥

取枸杞子 50 克,粳米 100 克,水适量,同煮成粥,早、晚随量食用。枸杞子性味甘平,是滋补肝肾的药食两用之品。此粥可以补肝肾不足。

3. 莲子木耳羹

莲子肉 30 克、白木耳 20 克。加入清水适量,文火煮烂,放冰糖少许,每日清晨食之。莲子肉能补脾胃之虚,白木耳能滋养肺胃之阴,常食此粥,气阴双补。

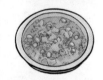

4. 芝麻粳米粥

芝麻 50 克炒熟研末,待粳米 100 克煮成粥后,拌入芝麻末同食。此粥对肝肾功能不足、习惯性便秘等症有良好疗效。

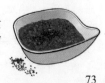

～⁂ 乏力了，快煲一碗药膳靓汤 ⁂～

在春季，许多人都有疲乏无力的感觉。要消除这种感觉，我们可以着重健脾去湿，进行饮食调理。比如不妨为自己做碗药膳靓汤，既美味，又可消除疲乏。

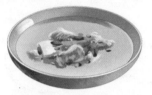 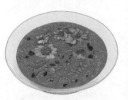

1. 芡实煲老鸭
原料：芡实100～120克，老鸭1只。
制法：老鸭宰净，芡实放鸭腹内，加水大火煲滚后，慢火继续煲2小时，加少许盐服食。
功效：可滋阴养胃，健脾利水。

2. 陈皮白术猪肚汤
原料：每次可选用陈皮6克，白术30克，鲜猪肚半个或1个，砂仁6克，生姜5片。
制法：先将猪肚去除肥油，放入开水中去除腥味，并刮去白膜。配料洗净，然后全部放入瓦煲内，煲滚后用慢火煲2小时即可。
功效：可健脾开胃，促进食欲。

3. 淮山芡实煲笋壳鱼
原料：淮山、芡实各50克，笋壳鱼500克，生姜3片。
制法：笋壳鱼文火煎至微黄，加水及淮山、芡实，大火煲滚后慢火继续煲1小时。
功效：笋壳鱼有健脾益气去湿之功效。

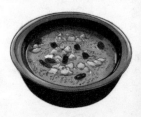

第4章

生活起居追随"春"的旋律

春天人体阳气初生，然而有些人总是春困，但又越睡越不清醒；有些人以为春捂好，可是越捂越出毛病；有些老年人非常注意保养却还是经常生病……春季养生，我们不仅应关注饮食营养的摄取和调剂，还应对生活起居予以足够的重视。

"春捂"很重要，但千万别盲目

从古至今许多养生者都十分重视"春捂秋冻"。就是早春季节不要急忙把棉衣脱掉，以免感受风寒；初秋来临，也不要一下子穿得太多，以免气候乍冷乍暖，反而易受凉。

初春气候多变，乍暖还寒，早晚温差较大，且常有寒潮来袭。此时人体代谢功能较弱，不能迅速调节体温，对外界抵抗能

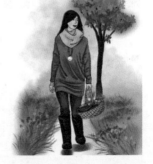

● 春捂重下肢，还要加强下身的锻炼，以促进血液循环。可以采取自己按摩足部等方法进行锻炼。

● 特别是老年人抗病力差，稍受风寒，会使血管痉挛、血液黏稠、血流速度减慢，引起脏器缺血，易导致感冒、肺炎、气管炎、哮喘、中风、冠心病等病症，危及健康。

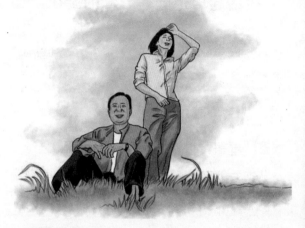

力较弱。如果衣着单薄，极易感受风寒。唐代医家孙思邈就主张"春天不可薄衣，令人伤寒、食不消，头痛。"

春天穿衣宜"下厚上薄"，以养阳收阴。这种防寒保暖方法，能够维护人体正气，抵御邪气。人体下部的血液循环要比上部差，容易遭到风寒侵袭，因而不能把衣裤鞋袜穿得过于单薄。尤其是老人不要把下身衣服减得太多，还有女性不要过早穿短裙。寒风刺骨入下肢，容易生病。应时备夹衣，根据气候寒热变化，随时添减，以安度早春。

✧✦ 春眠不觉晓,安睡要趁早 ✧✦

春天是人们最好的睡眠时节,因此人们常说"春眠不觉晓",又有"春困"之说。一般来说,春天的睡眠质量比较高,也正适合进行调养。但是,还是有些人会因种种睡眠障碍而不得眠。那么,春季要如何睡眠呢?

首先,应该"夜卧早起"。"一日之计在于晨",早在《黄帝内经》就有精辟论断,"夜卧早起,广步于庭,被毛缓行,以使志生"。就是讲,人要适应自然界的变化,要适当晚睡早起,到户外散步,悠然自得地舒展肢体,使精神活动寄望于大自然中。饭后、睡前闲庭漫步,不仅可消食化气,还可变得无思无虑,使心身得以休养,使人倍感神清气爽。春季睡眠宜"按时入睡,过时不候;午睡一刻钟,能夜补一小时;体脑并用,形与神俱,精神乃治"。

其次,也应注意春木当令,性情亢奋的人易旧病复发。俗话说:黄花黄,疯子忙。但这种情况可通过

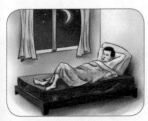

入睡不能太早

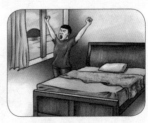

把贪睡的念头打消

适当增加睡眠，静心修养，审因辨证治疗，可防治或缓解病情发展。在春暖花开季节，也是花粉过敏患者高发时期，适当远离花粉地带，能起到预防作用。同时，也应注意到，春季睡眠与养生要和运动调养相结合。所谓

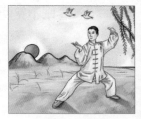

伸展筋骨弯弯腰

"闻鸡起舞"，得顺应生物节律习性。经过一夜睡眠，伸展疲倦的身躯，到室外选择适合自己的锻炼项目。如此可以吸收大自然活力，调养精神，炼气保精，增强抗病能力，使自己充满春天般的活力。

四季养生小贴士

在起居上，老年人不要睡懒觉，因为久卧会造成人体的新陈代谢能力下降，气血运行不畅，筋脉僵硬不舒，身体亏损虚弱。所以，老年人在春天要做到早睡早起，既要保证充足的睡眠，又要防止睡眠过多，一般每天睡8小时即可。

此外，睡眠状态有周期性，刚刚睡着时睡得最深，之后又变浅、再变深，周而复始。最初的熟睡关键是枕头，理想的枕头是能够维持颈部与头部之间的自然曲线，不会对颈部造成压力。所以，想要享受好的睡眠，先要给自己选一个合适的枕头。

不想老得快，春天勤梳头

梳头可以疏通气血，起到滋养和坚固头发、健脑聪耳、散风明目、防治头痛的作用。人们平日清晨起来，早已养成洗漱梳理的习惯，为什么还要强调春天梳头呢？这是因为，在春天大自然阳气萌生、升发，人体的阳气也顺应自然，有向上向外升发的特点。具体表现为毛孔逐渐舒展，循环系统功能加强，代谢旺盛，生长迅速。因此人们在春天养生保健中就要求必须顺应天时，考虑人体的生理特征。春天梳头正是符合春季养生强身的要求，能通达阳气，宣行郁滞，疏利气血，当然也能壮健身体了。

头是五官和中枢神经所在，经常梳头能加强对头面的摩擦，疏通血脉，改善头部血液循环，使头发得到滋养，显得乌黑光润，牢固发根，防止脱发；能聪耳明目，缓解头痛；可促进大脑和脑神经的血液供应，有助于降低血压，预防脑出血等疾病的发生；能健脑提神，解除疲劳，防止大脑老化。由此可见，春季勤梳头能达到延缓衰老的目的。

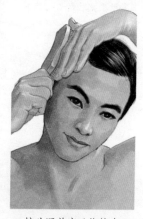

梳头既美容又能健身

∞∞ 春天，"泡森林浴"的大好时节 ∞∞

森林中树木散发出来的芳香空气，具有杀菌作用。春天"泡泡森林浴"，能培养人体的正气，达到祛病抗邪的目的。那么，怎样"泡森林浴"呢？

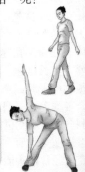

1. 散步

当我们在森林中步行，身体的四肢及五脏六腑等都会自动协调，有韵律地活动着，尤其可以促进细胞的新陈代谢。

2. 做体操

在森林中行走、做体操，可以舒展筋骨和肌肉，减缓骨骼的老化过程，从而使人长寿。

3. 仰天长啸

在森林中放开喉咙，昂首挺胸，尽情地有节律地长啸，每间隔半分钟至一分钟吼叫一声，连续 10 ~ 20 声，顿时就会精神振作、轻松愉快、心平气和。

4. 日光浴

森林中由于枯叶的作用，阳光疏密适中，人体能适当地受到紫外线照射且不会灼伤皮肤，从而增强人的体质。

第5章

万物复苏，全身筋骨也要舒展起来

> 在万物复苏的春天，为什么有的人能永远感觉充满活力，有的人却萎靡不振？为什么有的人总是面色红润，有的人却老气横秋？为什么有的人无论着什么品牌的衣服都能突显好身材，有的人却总是水桶身材？为什么有的人动作非常灵活，有的人却会因一小块石头就让脚踝受伤……这一切答案，就在于合理的科学的运动。知道吗？春季若选择合适的运动，可以使你全身的筋骨都随着春天的生机勃发一起舒展开来，从而让你显得更加灵活、健康。

"走为百练之祖"，春季早晚散散步

春季早晚去散散步，有益身体健康。你可别小瞧散步，走路不仅是人体的基本活动形式，它也是一种锻炼身体、延年益寿的最佳途径。

俗话说"走为百练之祖"。步行的优点是任何人在任何时间、地点都可以进行，而且动作缓慢、柔和，不易受伤；因此，特别适合年老体弱、身体肥胖和患有慢性病人的康复锻炼。

步行是一种有益健康的便捷而有效的运动方式，无需器械、服饰，你可以在每天上下班、上班购物、逛公园时，只要路不太远，都应选择步行。步行看似简单，但坚持步行能帮助你把"坐"掉的健康"走"回来。

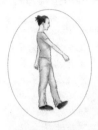

1.调身

就是调整身体，使散步的姿势端正。散步的时候，要抬头、挺胸、收腹，两臂前后自然摆动。眼睛看向远方。头部可以缓慢地左右转动，活动颈部。行走的时候注意用脚的大拇指、脚后跟的内侧有力着地。

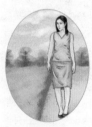

2.调心

就是调整心态，使心境处于宁静、喜悦的状态，丢掉一切烦恼和苦闷，轻松愉快地、专心致志地散步。为了做到这一点，可以边走边欣赏风景，看看蓝天、白云、绿树、红花；还可以用手指梳梳头发，促进头部血液微循环。

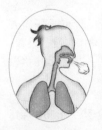

3.调息

就是一边走一边调整呼吸。把体内的二氧化碳等废气从口内慢慢吐出来，把新鲜空气徐徐吸进去，不断进行"吐故纳新"。呼吸要注意轻慢深细，不要憋气，不要拼命用力，保持自然、均匀。

慢跑，春天健康的零存整取

几场春雨过后，大自然到处是春意盎然。中医典籍《内经》中提到，春天的三个月，是推陈出新的季节，万物俱荣。

此时，专家建议，人们应根据气候和身体特点进行锻炼，以升发阳气，恢复人体机能。于是，慢跑就成了绝佳的养生运动。

你可能有所不知，早在两千多年前，古希腊的山岩上就刻下了这样的字句："如果你想强壮，跑步吧！如果你想健美，跑步吧！如果你想聪明，跑步吧！"我国民间也有俗话说："人老先从腿上老，人衰先从腿上衰。"跑步是见效最快、锻炼最全面的一种运动。

从科学角度来看，跑步有非常重要的健身作用；而且，跑步作为一项实用技能，运用它锻炼身体，对正在成长的青少年来讲，是发展速度、耐力、灵巧、协调等运动素质，促进运动器官和内脏器官机能的发展、增强体质的有效手段。

足见，在这个春意盎然的时节，没事出去慢跑两圈，对我们的身心大有裨益。

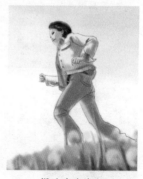

慢跑老少皆宜

83

赏鸟、远眺、视绿，春季养眼三秘方

春天，万物复苏，大地覆绿，又到了出游的好时节。到户外去拥抱大自然，真有一种蛰后初醒、生机盎然的情怀。同时，春游还有防治近视的功效。其观鸟赏鸟、登高远望和踏青视绿的活动对视力最有益。

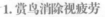

1.赏鸟消除视疲劳

观鸟赏鸟能在寻觅、追踪飞鸟的过程中，迅速调节视野，变换焦距，对消除视疲劳大有好处。当然不要用望远镜。

2.登高远望可防眼肌僵化

只有远近视野不断地交互变换，才能保持眼内调节肌肉的灵活伸缩而不僵化。人们的日常工作、学习、读书都是近视野，到大自然去远望，是防止眼肌僵化的好方法。

3.踏青视绿恢复视力

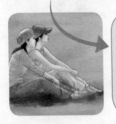

白光、红光对眼睛都有较强刺激，室内灯光，特别是电脑、游戏机、电视荧屏对视网膜均有损害。唯独原野、森林、草地的自然绿色最适于人的视觉，春游到大自然中去踏青视绿，对视力的恢复大有好处。

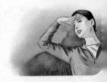

找个玩伴，春天一起来打羽毛球

每当春暖花开的时候，我们总能看到许多单位及团体举行羽毛球比赛。也有不少市民趁着大好的春光，选择羽毛球运动来活动一下腿脚。

其实，羽毛球作为一种易学、有效的健身方法，从养生角度讲，是一项能够让人眼明手快，并使全身得到锻炼的体育项目。尤其适合在春季进行。

现代羽毛球运动 1870 年起源于英国，后来盛行于西欧及美洲。一开始它是一项贵族运动，但随着后来的逐渐普及，到今天已成为一项大众喜爱的体育项目。

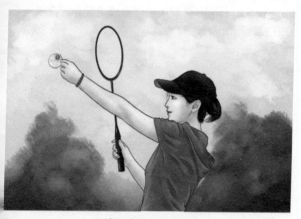

不挑场地的羽毛球运动

❀❀ 春季练平衡，就荡荡秋千 ❀❀

荡秋千是一种简单的儿童游戏，始于春秋时期。作为春季的一项有趣的健身项目，它涉及复杂的人体平衡。

经常荡秋千的人很少发生晕车、晕船的毛病。荡得越高，时间越长，效果就越好。

荡秋千的健身效应是全身性的。在不断克服紧张和恐惧心情的同时，可以增强心理承受和自我控制能力；在四肢和头部受限的情况下，骨骼肌有节律地收缩和放松，还有利于肌纤维体积的增大。

荡秋千时，身体随着秋千前后摆动，在快速变化中使腰部受到反复刺激，腹部肌肉也有节律地收缩、放松，不知不觉中就增加了腰腹部力量，腰痛的毛病往往就能不治而愈。

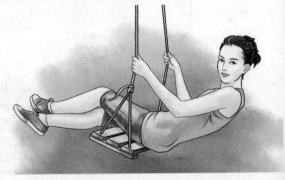

秋千是中国具有悠久历史的传统健身项目

❀❀❀ 抽空出门钓鱼，养足一年精神 ❀❀❀

　　垂钓作为一项时尚的娱乐活动，受到越来越多社会各阶层人士的喜爱。这些人，在风和日丽的春天，天未明便起床，背上行装从城市赶到郊外；或步行几千米，或骑车几十千米赶赴钓场，有时还要翻山涉水，这就像田径运动。

　　你别看这里有几分辛苦，客观来讲，钓鱼是一项多功能的文体运动，静中见动，集锻炼与娱乐于一身，其中的乐趣只有钓鱼者才能体验到。许多钓鱼爱好者总结了钓鱼的"三乐四得"：独钓有静乐，群钓有同乐，竞钓有比乐；一得精神愉快，身心健康；二得鱼鲜美味，补充营养；三得新鲜空气；四得充实生活。

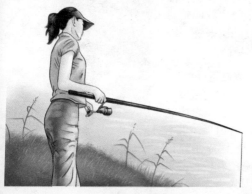

也做一回姜子牙

～～登山好运动，温馨提示不能忘～～

一家人或是亲朋好友，利用节假日去爬山登高，可以说是时下非常流行的一种休闲方式。登山是运动量比较大的活动，而且还带有一定的风险性。正因为如此，所以人们称登山是一项"勇敢者的运动"。

那么，如何给自己和家人一次快乐逍遥同时又科学健康的登山之旅呢？首先，必须对这项运动有正确的认识，以避免不必要的损伤及不良后果。

1. 初次登山不宜过高

在那崎岖的山道上，有些人如履平地，但这绝非一朝一夕之功，对于从来不曾爬过山的人，切忌存有一步登天的梦想。首次选择攀登比较低矮的山，经过几次锻炼，以后再渐次增高。

2. 登山不宜赶进度

有些人性子急躁，一遇到登山，总希望能一口气翻越山顶，事实上这既是不易办到的事，又隐藏着较多的危险性。因为当你登山之际，随着高度的不断增

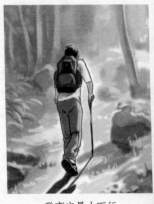

登高应量力而行

加, 心脏的负荷也越来越大, 具体表现为心率加快、心搏加强, 血输出量增多, 心脏氧耗量增大。因此, 在登山时不必求进度, 更不宜互相比赛, 须量力而行、适可而止, 宁可把登山的时间放宽些, 而切勿限时限刻急于求成, 如能这样, 当可减少许多意外事故的发生。

有些细节在这里还要提醒大家:

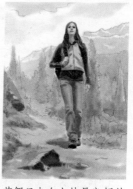

节假日走向山林是良好的休闲方式

在登山时, 一定要事先选择好路线, 应尽量选择有山路和栈道的路线登山, 没有十分的必要, 就不要去另辟登山路线。

走"之"字路。有经验的登山者往往是在石级上呈"之"字形攀登, 看起来要多走一些路, 实际效果是省力得多, 下山也一样。

上山容易下山难。下山走得太快, 人体有运动惯性, 会产生不能及时减慢或止步的情况, 甚至会绊脚摔滚, 非常危险。下山时腿部肌肉高度紧张, 容易造成痉挛或劳损, 其间应多加休息, 并用双手按摩小腿。

登山游览买个手杖是很有用的。它在这里不仅仅适用于老年人和行动不便的人, 对年轻的登山者, 可以用于探索地势高低、土质松硬、惊走蛇虫。

第 6 章

春暖花开，美丽的容颜就此焕发

春天就像童话，阳光照着大地，小草暖和得苏醒过来，风姐姐笑呵呵地向人们招手，花儿们穿着五彩缤纷的衣服……然而，岁月却是一条奔腾不息的河流，它不断地冲刷着我们的容颜，将我们的青春年华一点点地溶蚀，不留丝毫情面。对此，我们不能坐以待毙，一定要在这个春暖花开的季节，全面保卫我们的美丽，让容颜与大自然一起焕发生机。

做好面子工作，美丽和春天一起苏醒

挨过了寒冬，气候逐渐转暖，春暖花开，是一年中最美好的季节。然而，此时也是"百草发芽，百病发作"的季节。恼人的春风，不仅卷走水分，还裹挟着花粉、灰尘，袭击娇嫩敏感的肌肤。一些美眉的面部或眼角经常会出现几个小红疙瘩或者一片片红斑，上面有细碎的糠状鳞屑，有的奇痒难忍；夜间

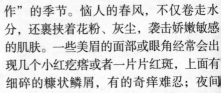

● 在护肤品的选择上，最好使用纯天然植物护肤品。如含海藻灵、甘草精、薰衣草精华或芦荟的护肤品通常具有抗过敏的功效。

更是厉害，抓破后不但皮肤会受到伤害，平日小心打理的形象也大打折扣，让美女们非常苦恼。因此，在春季里如何对抗过敏，做好"面子"工作就成了美眉们的一门必修课。

其实，这并不是一件难事，只要做好日常的皮肤护理，再让自己盛开的

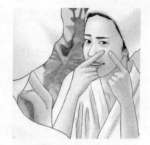

春天对抗皮肤过敏，最好是别伤"面子"

味蕾畅享一些春日美食，就能帮你轻松解决过敏问题。

1. 做好皮肤日常护理

从外面回来后要及时把落在脸上的花粉、灰尘等过敏性物质洗去，以减少致病的机会；洗脸的时候不要用碱性强的肥皂或洗面奶，以免破坏皮脂膜而降低皮肤抵抗力。注意皮肤的保湿，尽量不化浓妆，如果出现皮肤过敏后，要立即停止使用任何化妆品，对皮肤进行观察和保养护理。

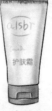

● 在护肤品的选择上，尽量不要用一些特殊功效的护肤品，如祛斑、换肤、强效美白等产品。

具体可以这样护理：早上洁肤后，除了保湿，还要用敏感皮肤专用的日霜；外

出前涂上防晒霜，晚上洗脸后，先用热毛巾覆盖脸2分钟，接着用冷毛巾覆盖1分钟；然后用营养型化妆水涂抹面部，轻轻拍打，让皮肤吸收；最后再涂上保湿防敏型的营养晚霜，轻柔按摩至吸收。

2. 春季自制花粥

下面我们为大家推荐几款好吃易做的自制养颜粥，让你在春天里喝出美丽容颜。

1. 茉莉花粥

每年7～8月，将尚未完全开放的茉莉花采集后经脱水处理制成干茉莉花，既可泡茶，又可熬粥。用新鲜粳米100克煮粥，待粥将好时，放入干茉莉花3~5克，再煮5~10分钟即成。

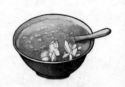

茉莉花粥味甜清香，十分爽口。茉莉花的香气可上透头顶，下去小腹，解除胸中一切陈腐之气。它不但令人神清气爽，还可调理干燥皮肤。茉莉花粥具有美肌艳容，健身提神，防老抗衰的功效。

2. 玫瑰花粥

熬玫瑰花粥，最好采用经过脱水处理的尚未开放的小小玫瑰花蕾，所有营养物质都包含在尚未开放的花蕾之中。用新鲜粳米熬制成粥，煮熟后加入适量的小玫瑰花蕾，待粥熬成粉红时，

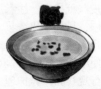

即可食用。常食玫瑰花粥，可悦人容颜，使皮肤更加细腻有致。玫瑰花粥还可治疗肝气郁结引起的胃痛，于情绪方面还有镇静、安抚、抗忧郁的功效。

3.桃花粥

取桃花（干品）2 克，粳米 100 克，红糖 30 克。将桃花置于砂锅中，用水浸泡 30 分钟，加入粳米，文火煨粥，粥成时加入红糖，拌匀。每日 1 剂，早餐 1 次趁温热食用，每 5 剂为一疗程，间隔 5 日后可服用下一疗程。适用于血瘀表现（如脸色暗黑、月经中有血块、舌有紫斑、大便长期干结）者。此粥既有美容作用，又可以活血化瘀。但此粥不宜久服，且月经期间应暂停服用，月经量过多者忌服。如用新鲜桃花瓣效果更好。鲜品每日可用 4 克。

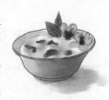

另外给姐妹们推荐一个简单实用又省钱的好方法：将金银花、野菊花、玫瑰花混在一起煮一锅汤，放在冰箱里，每次洗澡时加一点点进去，这样更能彻底地为身体做一次大扫除，把扰人的病毒全都赶跑。白天最好不要给皮肤太多的负担，平时喜欢化浓妆的美女只用一些基础护理的保养品和隔离霜就可以了，让皮肤也能好好呼吸，做一个温暖春日里的天然美人。

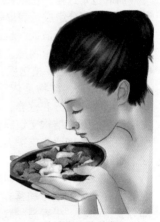

花香袭人伴美颜

❧❧ 由表及里，全面认识你的肌肤 ❧❧

我们的肌肤看上去很简单，只有薄薄的一层，其实它的结构很复杂，我们肉眼看到的肌肤只是整个皮肤的一小部分。正如一株鲜花，展现在外面的总是整体中的一小部分，而根茎埋藏在地下，很少被我们看见。

有必要对真皮层进行护理

肌肤也是这样，它由表皮和真皮两大部分组成。表皮就是位于机体表面的肌肤，也就是我们肉眼可以看到那一部分，它相当于植物显露在外的花朵。支撑表皮层的是真皮层，相当于植物根茎的部分。

我们知道，植物是依靠深深扎根在土壤中的根茎，不断吸收水分和营养，才开出美丽的花朵。在真皮层部位，纤维结构交错纵横，不断吸收水分和营养而膨胀起来，以此来支撑表皮层，这样我们才能拥有健康而光滑的肌肤。

25 岁之前，我们肌肤的真皮层纤维组织很紧密，能够储存充足的水分和营养。随着年龄的增长，纤维部分变得脆弱，很容易导致水分和营养不足，肌肤就会失去弹性、容易塌陷。这就是肌肤松弛、产生皱纹的原因。由此我们可以看出，要想抗衰防皱，只做表皮护理是不够的，应该同时进行真皮层的护理。

❀❀❀ 对症支招, 抚平岁月的 "痕迹" ❀❀❀

女人过了 25 岁, 皮肤就开始逐渐衰老; 到 30 岁左右, 最脆弱的眼部皮肤开始出现细纹; 40 岁后, 额头开始产生皱纹; 到了 50 岁以后, 整个面部就能明显看到岁月雕琢的痕迹。尤其到了春天, 由于气候干燥等原因, 这些最易泄露女人年龄秘密的皱纹更是猖獗。不过, 你别担心, 聪明的女人总是有抹平皱纹的办法。

1. 眼角皱纹

眼睛四周的皮肤脂肪含量很少, 眼皮是人体最脆弱的皮肤, 又易水肿, 所以很容易长出皱纹。眼角皱纹, 产生的原因不尽相同。眼角干纹主要是由于皮肤的缺水造成的, 它常出现于眼角干燥时, 随着面部表情的变化时隐时现。

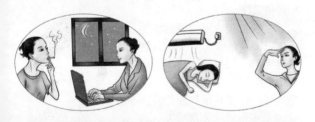

细纹主要是环境因素造成的, 如吸烟、熬夜, 长期处于密闭空调房间, 以及长期在阳光下暴晒等。鱼尾纹是眼角皱纹中最严重的一种, 衰老是它最大的原因。

眼部运动可以强化眼部四周肌肤，使之富有弹性。首先尽量睁大眼睛，持续 3~5 秒钟，然后慢慢闭上双眼，到上下眼皮快要接触时再睁开，动作要缓和，连续重复 5 次。这个动作早中晚各做 1 次。

同时要给眼部肌肤供给足够的养分及补充失去的水分，你可以选择一些合适的眼霜。涂眼霜的手法要轻柔。

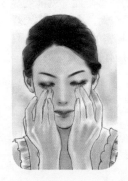

● 涂眼霜正确的方法是：首先以无名指沾上少许眼霜，用另一手的无名指把眼霜匀开，用"打点"的方式轻轻点在眼皮四周，最后以打圈方式按摩 5 ~ 6 次即可。动作一定要轻，而且不可以拉扯眼部肌肤。

2. 嘴角皱纹

皮肤在夜晚不能得到养分和休息，就很容易在嘴角出现弹性下降、松弛及早衰现象。因此，养成良好的作息习惯，避免熬夜、过度紧张和疲劳，这对改善嘴角皱纹非常重要。同时也要注意日常饮食营养均衡，多吃富含维生素 A、维生素 C、维生素 E 的食物，多喝水。

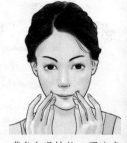

嘴角出现皱纹，要注意休息，同时加强营养

用番茄汁涂擦嘴部皮肤，不仅能增加嘴部皮肤表皮细胞的水分，还能起营养细胞的作用，从而增加其弹性。涂抹的方式是用中指指腹，由下往上以画圆的方式按摩，做 3~5 次。依照嘴角皱纹垂直方向按摩，当皱纹呈横态时，就要纵向按摩；皱纹呈纵态时，就要横向按摩。

3. 法令纹

法令纹出现在鼻子的两旁，像一个大写的"八"字横亘在你的脸庞上，是衰老最明显的标志。要预防和消除法令纹，可以采用这些办法。

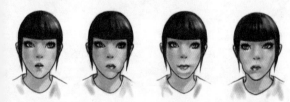

你可以深吸一口气，然后闭紧嘴巴做漱口状鼓张两面颊，就像在嘴里含了一大口水一样。然后用舌头在口内移动并推抵两颊。每天重复这些动作，坚持早中晚各做 1 次

除了改变不良生活习惯，保持乐观开朗的良好心境外，饮食疗法也可起到较好的防皱、消皱作用。

皮肤真皮组织绝大部分是由具弹力的纤维构成的，皮肤缺少了它就失去了弹性，皱纹也就聚拢起来。鸡皮及鸡的软骨中含大量的硫酸软骨素，它是弹性纤

维中最重要的成分。把吃剩的鸡骨头洗净，和鸡皮放在一起煲汤，不仅营养丰富，常喝还能消除皱纹，使皮肤细腻。另外多吃蔬菜瓜果，比如丝瓜、香蕉、橘子、番茄、西红柿、草莓等瓜果、蔬菜对皮肤有最自然的滋润、祛皱效果。

另外，除了年龄增长会产生皱纹，一些习惯性小动作也是罪魁祸首。

1. 用手托脸：把肘撑在桌子上，用手托着脸，把整个头部重量都集中在接触的部分上。这个动作对脸部的挤压会拉扯脸上的皮肤，很容易出现皱纹。

2. 偏侧咀嚼：只用一侧牙齿咀嚼食物，长期会导致脸型左右不对称。

3. 拉扯眼皮：当眼睛感觉不适时、化妆时、涂抹眼霜时都难免拉扯眼皮，会导致眼部肌肤受损。

4. 睡眠姿势：如果你经常采用一侧睡眠，很容易压迫那一侧的肌肤。另外午睡习惯用手臂枕着头脸的方式也使皮肤受到挤压，导致皱纹产生。

饮食主内、精油主外，彻底远离头屑

散落在肩上的头屑，既不雅观又不健康。即使你在早上彻底梳了头，而且还把肩上的头屑都清干净了才出门，可是过了不久，那些令人讨厌、小小的白色的碎片又回来了，看起来很不整洁，着实让人烦恼。头屑的产生是新陈代谢的结果。头屑过多，毛孔被堵塞，就造成毛发的衰弱状态，容易使细菌增殖，产生头痒问题。

研究表明，雄激素刺激对头屑的增多有一定的作用，卵状糠疹癣菌的大量繁殖是头屑过多的重要原因。因此，容易出头屑的朋友在饮食上，应注意以下几点：

1. 辛辣和刺激性食物要少吃

因为头屑产生较多时，会伴有头皮刺痒，而辛辣和刺激的食物有使头皮刺痒加重的作用，故应少吃或不吃辣椒、芥末、生葱、生蒜、酒及含酒饮料等。

2. 脂肪高的食物要少吃

尤其是油脂性头屑的人更应注意，因为脂肪摄入过多，会使皮脂腺分泌皮脂过多，从而使头屑形成更快，加重头屑的产生。

3. 多吃富含维生素 B_2、维生素 B_6 的食物

维生素 B_2 有治疗脂溢性皮炎的作用，维生素 B_6 对蛋白质和脂类的正常代谢具有重要作用，富含维生素 B_2 的食物有动物肝、肾、心、蛋黄、奶类、鳝鱼、黄豆和新鲜蔬菜等，富含维生素 B_6 的食物除上述外，还有麦胚、酵母、谷类等。

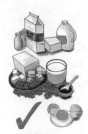

4. 碱性食物应多摄入

头屑过多与机体疲劳有关。疲劳的产生是新陈代谢过程中一些酸性成分滞留在体内,如乳酸、尿酸、磷酸等,这些酸能使血液的pH值发生变化,从而造成机体疲劳。多摄入碱性食物,就可中和体内过多的酸性物质,使酸碱达到平衡。

1. 适用精油

杜松、天竺葵、茶树、广藿香、安息香、迷迭香、柠檬、莱姆、桦木、罗勒、百里香、玉桂子、薄荷、尤加利、鼠尾草、胡萝卜子、丝柏、薰衣草均有对抗头皮屑的功用。

2. 魔法配方

洗发配方:迷迭香6滴+百里香4滴+鼠尾草3滴+无香料洗发水100毫升。
按摩配方:天竺葵2滴+薰衣草3滴+薄荷3滴+檀香1滴+橄榄油20毫升。

3. 使用方法

清洁头发后,用按摩油按摩头皮,能防治头皮敏感、发痒,能治疗干性头屑。
如果没有时间护理,在梳子上滴1滴精油也能抑制头屑生长,保持洁净清爽的形象。

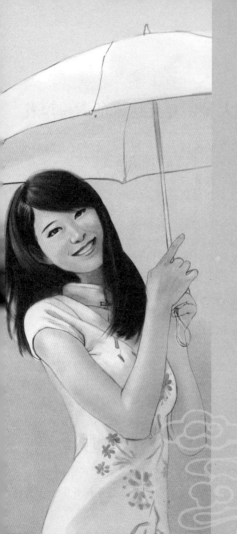

夏之篇

把握阳气生发，
抓住健康命脉

第1章

立夏到大暑，夏天送来的六份厚礼

随着立夏的来临，夏天便正式地走进我们的生活。艳阳普照的夏三月，包括立夏、小满、芒种、夏至、小暑、大暑六个节气。其最大的特点就是气温高、湿度高，地热蒸腾，天地之气上下交合，万物生长繁茂，争芳斗艳。由于这个季节对生灵万物的发育成长十分有利，我们在这个时节更应重视养生，应根据不同节气特点，有针对性地进行保养，使体内积蓄充足的阳气，以提高抗病能力。

骤雨当空荷花香，立夏小心"心火旺"

每年的5月6日是立夏，立夏表示即将告别春天，是夏天的开始。在天气炎热的时候，心里会有莫名的烦躁，人也会变得暴躁易怒喜欢发脾气，这就是气温过高导致心火过旺所致，也是中医"心主神明"的表现。

现代医学研究发现，人的心理、情绪与躯体可通过神经——内分泌——免疫系统来互相联系、互相影响。所以，情绪波动起伏与机体的免疫功能降低以及疾病的发生都是有关系的。特别是老年人，由生气发火引起心肌缺血、心律失常、血压升高甚至猝死的情况并不少见。所以,立夏要养心,就要做到精神安静、喜怒平和,多做一些比较安静的事情,如绘画、书法、听音乐、下棋、种花、钓鱼等,以保持心情舒畅。

在饮食方面,立夏以后天气渐热,应多吃清淡、易消化、富含维生素的食物,少吃油腻和刺激性较大的食物,否则易造成身体内、外皆热,而出现上火的痤疮、口腔溃疡、便秘等病症。还应该多喝牛奶,多吃豆制品、肌肉、瘦肉等对"养心"有好处的食品。

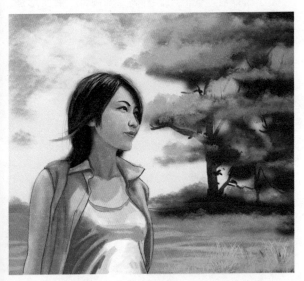

夏季到来,人容易心烦气躁,要注意调节情绪

轰雷雨积好养鱼，小满养生防"湿"当先

每年的 5 月 21 日左右是小满。从小满开始，大麦、冬小麦等夏收作物已经结果，籽粒渐见饱满，但尚未成熟，所以叫小满，还不是大满。小满时节，我国大部分地区已经进入夏季，南方地区平均气温一般高于 22℃以上，自然界的植物开始茂盛、丰腴，春作物也正值生长的旺盛期。

小满以后，气温明显升高，降雨量也有所增加，温高湿大，如起居不当很容易引发风疹、汗斑、风湿症、脚气等病症。小满养生应注意以下事项：

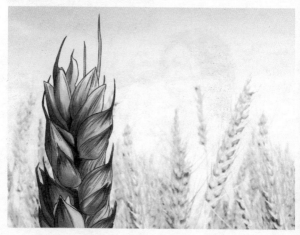

人们常说"小满小满，麦粒渐满"

1. 常吃具有清利湿热作用的食物

小满时节，在饮食方面应常吃具有清利湿热作用的食物，如绿豆、冬瓜、黄瓜、水芹、黑木耳、西红柿、西瓜、鲫鱼、草鱼等。

饮食

2. 房屋应保持清爽干燥

住处的房屋应保持清爽干燥；易患皮肤病的人应勤洗澡勤换衣服，保持皮肤的清洁干爽，有条件的可以经常进行药浴和花草浴。

居处

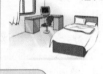

精神

3. 保守内敛

精神方面，应注意保守内敛，忌郁闷烦躁。

4. 选择较温和的运动方式

古人认为：要想保持身体健康寒暑不侵，就应该提高身体素质，以适应各种气候，杜绝疾病的发生。锻炼是提高身体素质的最好方法，所以在这一节气，应在清晨起床锻炼，并选择一些诸如散步、慢跑、打太极拳等比较温和的运动方式，不宜做过于剧烈的运动，以免大汗淋漓伤阴伤阳，违背"春夏养阳"的养生原则。

锻炼

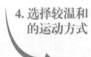

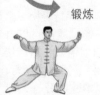

∽∽ 割稻季节尽喜色，芒种会养身心都清爽 ∽∽

每年的 6 月 6 日前后是芒种，芒种节气是最适合播种有芒的谷类作物，如晚谷、黍、稷等。芒种时节，天气炎热，已经进入典型的夏季，农事种作都以这一节

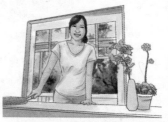

芒种时节的养生要点是保持身心清爽

气为界，过了芒种，农作物的成活率就越来越低。

我们的端午节多在芒种前后，民间有"未食端午粽，破裘不可送"的说法，意思是：端午节前，御寒的衣服不要脱去，以免受寒。所以芒种前后，虽然气温升高，但还是要注意保暖。一般中午的时候天气会比较热，人比较容易出汗，为保持身体清爽，应该勤洗换衣服、常洗澡。

芒种夏至时节气温升高，降雨增多，空气中的湿度增加，湿热弥漫空气，致使人体内的汗液无法通畅地排出，所以人们多会感觉困倦、萎靡不振。

要改变这种懒散的情况，首先应该保持轻松、愉快的状态，这样才能使气机得以宣畅，通泄得以自如。另外，要晚睡早起，多多呼吸自然清气，适当接受阳光照射，以顺应阳气的充盛，利于气血的运行，振奋精神。中午还可以小憩一会儿以消除疲劳。

昼长天地似蒸笼，夏至护阳避暑邪

6月21日前后为夏至日，"夏至"顾名思义是暑夏到来的意思，从阴阳二气来看，就是阳气达到极致。夏至这天太阳直射北回归线，是北半球一年中白昼最长的一天。从这一天起，我国进入炎夏季节，气候越来越热，最高温度能达到40℃左右，植物也在此时进入最旺盛的生长期。

从中医理论讲，夏至是阳气最旺的时节，因此养生也要顺应夏季阳盛于外的特点，注意保护阳气，民间有"夏至一阳生"的说法，就是说在夏至日虽然天气炎热，阳气达到极致，但阴气在这个时候已经开始滋长，此时人体极为脆弱，很容易患上各种疾病。关于这一时节的养生，古人认为：应当调整呼吸，运用气功，使心神安静，想象心中存有冰雪，这样便不会感到天气炎热了。

饮食调养是夏至养生中的重要一环，应补充充足的蛋白质，这是体内供热的最重要的营养素。夏季在补充维生素方面，要比其他季节至少多一倍，因为大剂量的维生素 B_1、维生素 B_2、维生素 C 以及维生素 A、维生素 E 等，

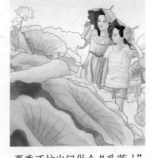

夏季不妨出门做个"采莲人"

对提高耐热能力和体力有一定的作用。同时，也要补充水和无机盐。水分的补充最好是少量、多次，可使机体排汗减慢，减少人体水分蒸发。而无机盐，可在早餐或晚餐时喝杯淡盐水来补充。还要多吃清热、利湿的食物，如西瓜、苦瓜、鲜桃、乌梅、草莓、西红柿、绿豆、黄瓜等。

夏至以后天气炎热，很多人就减少运动，每天躲在空调屋里，很少出汗，其实这样对身体是没有益处的。有条件的话，夏季应该经常游泳或者到山清水秀比较凉爽的地方游玩，这样既防暑又健身，也可舒缓心情，是非常好的健康养生之道。

在盛夏，由于气温过高，很多人会出现体倦乏力以及头痛头晕的症状，严重者甚至会晕厥。发生这些病症的原因是：

第一，夏季天气炎热，人体大量出汗导致水分流失过多，如果得不到及时补充，就会使人体血容量减少，继而大脑供血不足，引发头痛病症；

第二，人体在排汗时，更多的血液流向体表，使得原本就血压偏低的人血压更低，导致头痛；

第三，有些人是因为睡眠不足、脾胃虚弱、食欲缺乏导致头痛。

要避免出现这些情况就要注意多喝水，保证体内的充足水分，另外就是应选择适合自己的降温方式避免中暑，不要一味地吃冷饮。

蝉鸣正烦田丰收，小暑静心更要小心

每年的7月7日左右是小暑，这时候天气已经很热，但还不到最热的时候，所以叫小暑，还不是大暑。时至小暑，很多地区的平均气温已接近30℃，时有热浪袭人之感，常有暴雨倾盆而下，所以防洪防涝显得尤为重要。农谚就有"大暑小暑，灌死老鼠"之说。

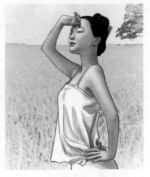

夏季谨防田头中暑

小暑以后，天气更加炎热，人常会感到心烦气躁，倦怠无力。所以这段时间的养生重点在于"心静"二字，以舒缓紧张情绪，保持心情舒畅。常言道"心静自然凉"就是这个道理。

在饮食方面，夏季尤其要提醒大家注意的是：夏季是消化道疾病多发季节，在饮食上一定要讲究卫生，注意饮食有节，不过饱过饥，还要注意饮食丰富，以保证人体对各种营养成分的需求。

天气炎热，吃冷饮的人也越来越多，这里要提醒大家，从冰箱拿出来的冷饮和水果等，要在室温下放一会儿再吃，以免太凉刺激肠胃。其实，最好的消暑食物就是一碗清凉的绿豆汤，既健康又排毒。

❦ 大汗淋漓皆是夏，大暑首先防中暑 ❦

每年的 7 月 23 日左右是大暑，这是一年中最热的时候。大暑正值中伏前后，在我国很多地区，经常会出现 40℃ 的高温天气，这个节气里雨水也非常多，气候湿热难耐。

这个节气的养生，首先要强调预防中暑，当出现持续 6 天以上最高温度高于 37℃ 的天气状况时，无论在家也好，外出活动也好，应尽量避开中午以及午后的最高气温时间段。此节气也是心血管疾病、肾脏及泌尿系统疾病患者的一大危险关头，因此这些病症患者更要格外小心。

不过，预防中暑也要讲究方式。有很多人经常在大汗淋漓时就用凉水冲澡，有人会一口气喝下一瓶冷饮，还有人直接把凉席铺在冰凉的地上躺下，这些做法的确会使人很快感觉到凉快，但也有可能会引发"阴暑"。所谓"阴暑"其实也是中暑的一种，致病原因不单纯是暑邪，而是兼有寒和湿的入侵，症状不像常见的中暑那样明朗化和发病急骤，但对身体的影响会更为深远。

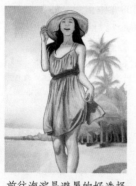

前往海滨是避暑的好选择

第 2 章

夏季养生先养心，心养则寿长

> 《素问·六节藏象论》里讲："心者，生之本，神之变也；其华在面，其充在血脉，为阳中之太阳，通于下气。"此处旨在告诉我们，心脏与夏季的关系非常密切。按照中医五行理论，夏季属火，对应的脏腑为"心"。这正如诸多医家所指，"夏主火，内应于心。"所以，养心成为夏季保健的一大关键点。

心是君主，夏季更需好好供奉

《黄帝内经》把人体的五脏六腑命名为十二官，其中，心为君主之官。它这样描述心："心者，君主之官。神明出焉。故主明则下安，主不明，则一十二官危。"君主，是古代国家元首的称谓，有统帅、高于一切的意思，是一个国家的最高统治者，是全体国民的主宰者。把心称为君主，就是肯定了心在五脏六腑中的重要性，心是脏腑中最重要的器官。

"神明"指精神、思维、意识活动及这些活动所反映的聪明智慧，它们都是由心所主持的。心主神明的功能正常，则精神健旺，神志清楚；反之，则神志异常，出现惊悸、健忘、失眠、癫狂等症候，也可引

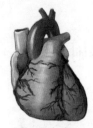

心主血脉

起其他脏腑的功能紊乱。另外，心主神明还说明，心是人的生命活动的主宰，统帅各个脏器，使之相互协调，共同完成各种复杂的生理活动，以维持人的生命活动，如果心发生病变，则其他脏腑的生理活动也会出现紊乱而产生各种疾病。因此，以君主之官比喻心的重要作用与地位是一点儿也不为过的。

心的主要生理功能有两个：

1. 心主血脉

心主血脉包括主血和主脉两个方面：全身的血，都在脉中运行，依赖于心脏的推动作用而输送到全身。脉，即血脉，是气血流行的通道，又称为"血之府"。心脏是血液循环的动力器官，它推动血液在血管内按一定方向流动，从而运行周身，维持各脏腑组织器官的正常生理活动。中医学把心脏的正常搏动、推动血液循环的这一动力和物质，称之为心气。另外，心与血脉相连，心脏所主之血，称之为心血，心血除参与血液循环、营养各脏腑组织器官之外，又为神志活动提供物质能量，同时贯注到心脏本身的脉管，维持心脏的功能活动。因此，心气旺盛、心血充盈、脉道通利，心主血脉的功能才能正常，血液才能在脉管内正常运行。

2. 心主神志

心对于人体，如同君主在国中处于主宰地位；九窍各有不同的功能，正如百官各有自己的职责一样。如果心能保持正常，九窍等各器官也就能有条不紊地发挥其作用；如果心里充满着各种嗜欲杂念，眼睛就看不见颜色，耳朵就听不见声音。所以说心要是违背了（清静寡欲的）基本规律，各个器官也就会失去各自应有的作用。

另外，在生活中，人们常用"心腹之患"形容问题的严重性，却不明白为什么古人要将心与腹部联系起来。所谓"心"，即指心脏，对应手少阴心经，属里；"腹"就是指小肠，为腑，对应手太阳小肠经，属表。"心腹之患"就是说，互为表里的小肠经与心经，它们都是一个整体，谁出现了问题都是很严重的。

正是因为心脏对人体健康起决定性的作用，所以我们平常要加强对心脏的养护，还要多注意自身的变化，以便尽早发现心脏疾病，心的养生保健方法要以保证心脏主血脉和主神志的功能正常为主要原则。

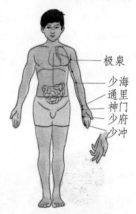

极泉

少海
通里
神门
少府
少冲

手少阴心经，《灵枢·经脉》谓之"起于心中，出属心系下膈，络小肠。"

夏季三大养心穴：阴陵泉、百会和印堂

张老先生夫妇和儿女们分开住。暑假的时候，女儿、儿子都拖家带口地回来看望爸妈，张老先生和老伴满心欢喜，虽然一下子添了七八张嘴，忙里忙外的，但不亦乐乎。好不容易忙到晚上8点，做出了一桌丰盛的大餐，张老先生的老伴虽然心脏不好，但因为高兴就和儿子、女婿喝了几杯酒，正在高兴的时候，她忽然捂紧胸口，只见她嘴唇发紫，并昏厥过去。幸好全家及时把她送往医院，才把她从心肌梗死的死亡线上抢救过来。

夏季，是一年中气温最高的季节，人体的新陈代谢十分旺盛，很多人在炎热的夏天常常出现全身乏力、食欲缺乏、容易出汗、头晕、心烦、昏昏欲睡等症状，甚至被中暑、呕吐、腹痛、腹泻、心肌梗死等疾病困扰。

夏季养生重在养心。夏季养心就要坚持每天按揉阴陵泉、百会和印堂。因为这三个穴位可以健脾利湿，能保护好心脏。

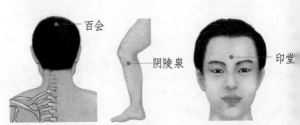

百会

阴陵泉

印堂

荷叶养心、去火，伴你舒爽一夏

炎炎酷暑，望着满塘碧绿荷叶，我们心中往往会顿觉一片清凉。其实，荷叶岂止看着顺眼，觉得舒服，它还是夏季去火、养心的难得佳品。

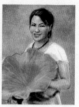

荷叶入药首见《食疗本草》。一般六至九月采收，除去叶柄，晒干。新鲜的叶子随时采用。

荷叶不仅具有很高的观赏价值，更是烹制佳肴的好食材

中医认为，荷叶味苦，性平，归肝、脾、胃经，有清热解暑、生发清阳、凉血止血的功用，鲜品、干品均可入药，常用于治疗暑热烦渴、暑湿泄泻、脾虚泄泻以及血热引起的各种出血症。而荷叶的去火功能更让它成为当之无愧的养心佳品。

荷叶的功用

时令佳肴：如取鲜嫩碧绿的荷叶用开水略烫后，用来包鸡、包肉，蒸后食用，可增食欲。	夏季解暑饮料：如荷叶粥，取新鲜荷叶一张，洗净煎汤，然后与大米或绿豆共煮成稀粥，清爽可口，解暑生津。	降血压、降血脂、减肥。如高血压、高血脂、肥胖症患者可以每日单用荷叶煎汤代茶饮，可有效降血压、降血脂、减肥。	荷叶适量，洗净，加水煮半小时，冷却后用来洗澡，不仅可以防止起痱子，而且具有润肤美容的作用。

~~~ 桂圆味美，补血安神最知"心" ~~~

《本草纲目》记载，桂圆味甘，性温，无毒，入心脾二经，有补血安神、健脑益智、补养心脾的功效。桂圆还有补益作用，对病后需要调养及体质虚弱的人有辅助疗效。一般人都可以食用，尤其适合心悸、失眠、神经衰弱、记忆力低下、贫血等患者食用，也适宜于老年人气血亏虚及妇女产后虚弱乏力者食用。因含糖分较高，糖尿病患者当少食或不食；凡外感未清，或内有郁

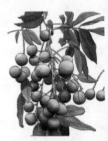

桂圆，又称龙眼，肉质细嫩，汁多甜蜜，美味可口。鲜龙眼制成干果后，即为中药里的桂圆

火、痰饮气滞及湿阻中满者忌食龙眼。因龙眼肉中含有嘌呤类物质，故痛风患者不宜食用。

桂圆每次食用不可过量，否则会生火助热。桂圆熬粥煮汤都十分美味，看看下面这道桂圆美食。

蜜枣桂圆粥

原料：桂圆、米各180克，红枣10颗，姜20克，蜂蜜1大匙。
制法：红枣、桂圆洗净；姜去皮，磨成姜汁备用。米洗净，放入锅中，加入4杯水煮开，放入所有材料和姜汁煮至软烂，再加入蜂蜜即可。
功效：此粥具有补气健脾、养血安神的作用，能使脸色红润、增强体力，并可预防贫血及失眠。

～记住：心脏最怕你暴饮暴食～

不良饮食习惯会对健康造成损害是众所周知的事情，但当与朋友聚会时，大量的美食放在你的面前，你能把住自己的嘴吗？这时你也许会想，偶尔暴食一顿应该不会给身体带来什么不好的影响吧，于是，就开始大快朵颐。

与朋友聚会，开心地吃喝是难免的，但如果大喜加上暴饮暴食，那就要注意了，因为心脏可能会受不了你的这种行为，从而提出"抗议"。

太高兴会让人心气涣散，又吃了这么多东西，会怎么样呢？这就会出现中医里"子盗母气"的状况了。

所谓的"子盗母气"，是用五行相生的母子关系来说明五脏之间的病理关系。在这里子指脾胃，母指心，就是说脾胃气不足而借调心之气来消化食物。

如果一个人本来就有心脏病，太高兴心气已经涣散了，然后这个时候又要暴饮暴食，脾胃的负担超负荷了，只好"借用"心气来消化这些食物，心气必然亏虚，因此心脏病患者（特别是老年人）在这个时候往往会突然发生心脏病，这就是乐极生悲了。

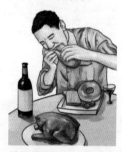

暴饮暴食会给心脏造成严重的负担

所以，不管是在平时，还

117

是在节庆假日里，都要在饮食上有所节制，要把好自己的嘴，千万不要让美食成为生命的威胁。除此之外，日常在餐桌上，还应注意两多、三少：

1. 杂粮、粗粮应适当多吃

杂粮、粗粮营养齐全和维生素B族丰富，纤维素有益于心脏，杂粮、粗粮比精米精面含量多，所以，这类食物应多吃。

2. 新鲜蔬菜、大豆制品应多吃

由于维生素C、纤维素、优质蛋白、维生素E等对心血管均有很好的保护作用，所以每顿吃新鲜蔬菜，每天不离豆制品应成为习惯。

3. 高脂肪、高胆固醇食品少吃点

脂肪和胆固醇摄入过多，可引起高血脂和动脉硬化，应少吃，尤其是肥胖者、高血压者、血脂偏高者、糖尿病患者以及老年人，更应少吃。

4. 酒要少喝

少量饮酒特别是少饮些果酒，有益于心脏。但大量饮酒会伤害心脏，尤其是烈性酒，应不喝。

5. 盐要少吃

盐摄入量多可引起血压增高和加重心脏负担，应少吃，把菜做得淡一些是少吃盐的好办法。

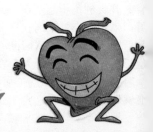

选对粗粮,就是选对身心"守护神"

近些年来,迫于健康所需,人们渐渐认识到粗粮对人体的重要性,老百姓开始知道,生活好了,可是也不能总吃细粮。

经过精加工的食物,不仅丢失了皮中的营养,而且丧失了胚芽中的营养。要知道胚芽是生命的起点,它的功效可以直接进入人体的心系统,对人的心脏有非常好的保健作用。

如果要保护好心脏,那么平时一定要多吃粗制的食物,特别是心脏不好的人,在选购粮食时,一定要记得多给自己的心脏选点粗制的粮食,尽量买胚芽没有被加工掉的粮食,比如全麦、燕麦、糙米等。这些食物都是心脏的"守护神"。

不过,虽然粗粮好处多多,但营养专家指出,吃粗粮还要懂得因年龄段而行。

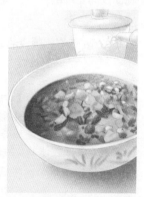

粗粮含有丰富的不可溶性纤维素,有利于保障消化系统正常运转。它能降低血液中低密度胆固醇和三酰甘油的浓度;增加食物在胃里的停留时间,延迟饭后葡萄糖吸收的速度,降低高血压、糖尿病、肥胖症和心脑血管疾病的风险

1. 60 岁以上年龄段的人

60 岁以上年龄段的人容易得癌症、心脏病和中风。而燕麦等粗粮富含的纤维素会与体内的重金属和食物中的有害代谢物结合使其排出体外。所以这个年龄段的朋友，应食用含纤维素较多的黄豆、绿豆等。

2. 45 岁至 60 岁年龄段的人

45 岁至 60 岁年龄段的人，可以通过有目的地食用粗粮调理和补充营养。生活中，这些朋友可以常吃一些燕麦等。如妇女到了绝经时，可多食豆类产品，这能把骨损耗减轻到最低程度。

3. 35 岁至 45 岁年龄段的人

35 岁至 45 岁这个年龄段，新陈代谢率开始放慢，应少食高甜度的食物，宜食用各种干果、粗杂粮、大豆、新鲜水果等。

4. 25 岁至 35 岁年龄段的人

25 岁至 35 岁这段年龄的人，久食多食粗粮就会影响人体机能对蛋白质、无机盐和某些微量元素的吸收，甚至影响到生殖能力。如长期过多进食高纤维食物，会使人的蛋白质补充受阻，脂肪摄入量大减，微量元素缺乏，以至造成骨骼、心脏、血液等脏器功能的损害，降低人体的免疫能力。所以这个年龄段的人，每周吃粗粮天数不要超过三天，或者喝一些粗粮细作的饮料也比较合适。

养心，最好为自己培养一个爱好

中医一贯强调"养生之要，首在养心"。人要有所依托，有一种健康的爱好，这样才能保持对社会、对生活的兴趣，进而使身心健康。

练习书法是非常好的养生方法。练习书法表面看起来挥毫起笔只有手在动，实际上是手指、腕、肘、肩带动全身的运动，将精、气、神全部倾注于笔端。整个过程酷似意力并用，动静结合，既增强了手、脑的协调能力，又锻炼了四肢的功能。可以说，书法不但是一种艺术享受，也是一种健身活动。

除了书法之外，垂钓、养花、下棋、阅读等都是很好的养生方法，大家不妨抽出一些时间来，从中选择一种有意识地加以培养。

1. 垂钓

垂钓可谓是一种超然脱俗的活动，静中有动、动中有静。对于净化人的心境、锻炼人的意志有着神奇的作用。钓鱼者要有很强的耐力，这是一种体能的消耗过程，又是心态的调整过程，也是培养毅力的过程。

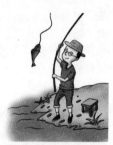

垂钓有益于身心

2. 阅读

越来越多的证据显示阅读的快乐不光是一种休闲

的追求，或者一种提高技能和
增加社会知识的方式，它对我
们的精神和身体健康也有好
处。它可以解压、排解孤独、
忘记烦恼，可以防止脑老化和
大脑疾病。

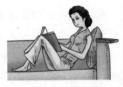

阅读可制造一种宁静氛围

　　研究者们发现仅仅 6 分钟的阅读就把压力水平减
少了超过三分之二，好过听音乐和外出散步。阅读所
需的注意力被认为能使大脑轻松，松弛紧张的肌肉，
降低心率。

3. 养花

　　养花是一种令人愉快的劳动。
劳动强度虽然不大，但可舒筋活
络，解除疲劳，增强体内新陈代
谢。特别是看到自己亲手培育的花
草，发芽吐绿、花蕾绽开的时候，
那种愉悦的心情是无法形容的。

闲暇时养养花草

4. 下棋

　　棋类是被众多人喜爱的一种娱
乐活动，也是一种斗智的艺术。茶
余饭后，两军对垒，杀上几盘，不
仅能调节情绪，增长智慧，还能陶
冶性情，锻炼意志，其乐无穷。

下棋是君子之间对垒

第 3 章

夏季进补，关键在于"清"和"苦"

> 夏季湿气重，再加上饮水多，很容易导致水湿困脾。中医学认为，淡味食物有利水渗湿的作用，所以夏季饮食应多吃些清淡的食物。同时，由于人们平时喜欢吃甜食而不喜欢吃苦味，往往导致营养过剩，若能在夏天吃些带苦味的食物，便可以帮助身体发散阳气，使体内蒸发的湿气干燥起来，裨益健康。

吃得科学营养，过个"清苦"的夏天

人体要适应自然环境、季节气候的变化。夏天的特点是"热"，故以"凉"克之，"燥"以"清"驱之。因此，夏季营养补充的关键之一就在于"清"。

炎夏的饮食应以清淡质软、易于消化为主，少吃高脂厚味及辛辣上火之物。清淡饮食能清热、防暑、敛汗、补液，还能增进食欲。多吃新鲜蔬菜瓜果，既可满足所需营养，又可预防中暑。主食以稀为宜，如绿豆粥、莲子粥、荷叶粥等。还可适当饮些清凉饮料，如酸梅汤、菊花茶等。同时，也不要饮烈性酒，不用过浓的调味品，忌食辛辣食物等。

饮食清淡还要特别注意少钠多钾。钠主要以盐的

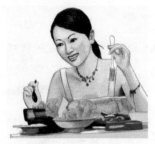

夏季饮食应以清淡为主

方式存在，摄入过多可能诱发诸如高血压、冠心病、中风等多种致命性疾病。一旦提高了人体细胞内的钾含量，削减钠的含量，不仅能降低上述诸病的发病率，而且能纠正细胞变异，甚至促使癌细胞"改邪归正"。一日三餐吃淡一点，将每天的食盐量控制在6克以下，不仅是夏季的饮食原则，也适用于其他季节。

除了清淡以外，夏季饮食还应该吃点苦味食物。祖国医学认为，夏季人之所以常有精神萎靡、倦怠乏力的感觉，乃是源于夏令暑盛湿重，既伤肾气又困脾胃之故。而苦味食物可通过其补气固肾、健脾除湿的作用，达到平衡身体机能的目的。

另外，夏季酷热，肠胃功能受其影响而减弱，因此在饮食方面就要调配好，有助于脾胃功能的增强。夏天应以青菜、瓜类、豆类等蔬菜为主，辅以荤食。肉类以猪瘦肉、牛肉、鸭肉及鱼虾类

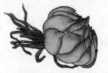

夏季饮食还应该吃点苦味食物，苦瓜、苦菜、蒲公英、莲子、百合等都是佳品，可供选择

为好。老人以鱼类为主,辅以猪瘦肉、牛肉、鸭肉。

夏季要多吃粗粮,一个星期应吃 3 餐粗粮,荤食与蔬菜搭配合理,稀与干要适当安排。夏季以二稀一干为宜,早上吃面食、豆浆,中午吃米饭,晚上吃粥。

夏季要按时进餐,不能想吃就吃、不想吃就不吃,这样会影响脾胃功能的正常活动,使脾胃生理功能紊乱,引发胃病。

夏季要少吃生冷食物,少冷饮,特别是冰。老人脾胃消化吸收能力已逐渐衰退,小儿、儿童消化机能尚未充盈,在夏季又要受到暑热湿邪的侵侮,影响了脾胃的消化吸收功能,如吃生冷食物、喝冷饮,就会损害脾胃。

最后,再为大家推荐几款夏季的绝佳饮食。

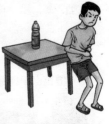

> **1. 最佳汤肴——番茄汤**
> 番茄汤所含番茄红素有抗前列腺癌和保护心脏的功效,最适合于中老年男性。

> **2. 最佳肉食——鸭肉**
> 鸭肉不仅富含蛋白质,而且由于其属水禽,还具有滋阴养胃、健脾补虚、利湿的作用。

> **3. 最佳饮料——热茶**
> 夏天离不开饮料,首选饮品应是极普通的热茶。红茶中富含钾元素,既解渴又解乏。

生冷食物是寒性食物,寒与湿互结,就会使脾胃受损,导致泄泻、腹痛之症发生

～碱性食物，夏季均衡膳食必选 ～

由于夏天炎热，人体出汗多，水分和矿物质流失大，同时人体活动增加，对能量的需求也较多。因此，应注意膳食营养摄入的均衡性。

人体正常状态下，机体的 pH 值应维持在 7.3 ~ 7.4 之间，略呈碱性。夏天人体新陈代谢旺盛，体内产生的酸性废物较多，较容易形成酸性体质，容易引发病患。所以，此时特别需要注意多进食碱性食物，以保证人体正常的弱碱性。

对于酸碱性食物的区分，大家可能都存在错误观念，以为靠舌头品尝，以味觉来判定是酸味或涩味；或取石蕊试纸，按理化特性，看其颜色的改变，变蓝为碱性，变红为酸性；或以平日饮食之经验来区分，以为柠檬、醋、橘子、苹果等食物口味偏酸，因此属于酸性食物。总之众说纷纭。其实食物的酸碱性，取决于食物中所含矿物质的种类及含量。

碱性食物包括新鲜蔬菜、水果及鲜榨汁，它们除了增高体内碱性，还供给各种营养素，非常值得夏季多多进食。而各色汽水、酒类、牛奶和各色奶制食品，含糖分的甜品点心及肥肉、红肉等，大多属于酸性食品，不宜过多食用。

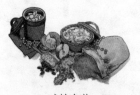

碱性食物

❀❀❀ "夏日吃西瓜，药物不用抓" ❀❀❀

西瓜又叫水瓜、寒瓜、夏瓜，堪称"瓜中之王"，因是汉代时从西域引入的，故称"西瓜"。它味道甘甜、多汁、清爽解渴，是一种富有营养、最纯净、食用最安全的食品。西瓜生食能解渴生津，解暑热烦躁。我国民间谚语云：夏日

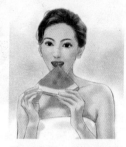

夏日吃西瓜，药物不用抓

吃西瓜，药物不用抓。说明暑夏最适宜吃西瓜，不但可解暑热、发汗多，还可以补充水分。

西瓜还有"天生白虎汤"之称，这个称号是怎么来的呢？白虎汤是医圣张仲景创制的主治阳明热盛或温病热在气分的名方。该病以壮热面赤、烦渴引饮、汗出恶热、脉象洪大为特征，一味西瓜能治如此复杂之疾病，可见其功效不凡。

《本草纲目》中记载西瓜"性寒，味甘；清热解暑、除烦止渴、利小便"。西瓜含有的瓜氨酸，不仅具有很强的利尿作用，是治疗肾脏病的灵丹妙药，对因心脏病、高血压以及妊娠造成的水肿也很有效果；西瓜可清热解暑，除烦止渴。吃西瓜后尿量会明显增加，由此可以减少胆色素的含量，并可使大便通畅，对治疗黄疸有一定作用。

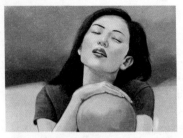

西瓜中含有大量的水分，在急性热病发热、口渴汗多、烦躁时，吃上一块又甜又沙、水分充足的西瓜，症状会马上改善

新鲜的西瓜汁和鲜嫩的瓜皮还可增加皮肤弹性，减少皱纹，增添光泽。因此，西瓜不但有很好的食用价值，还有很经济实用的美容价值。

西瓜除了果肉，其皮和种子中也含有有效成分。比如，治疗肾脏病可以用皮来煮水饮用，而膀胱炎和高血压患者则可以煎煮种子饮用。

但是，西瓜性寒，脾胃虚寒及便溏腹泻者忌食；含糖分也较高，糖尿病患者当少食。

西瓜粳米红枣粥

原料：西瓜皮50克，淡竹叶15克，粳米100克，红枣20克，白糖25克。

制法：（1）将淡竹叶洗净，放入锅中，加水适量煎煮20分钟，将竹叶去之。

（2）把淘洗干净的粳米及切成碎块的西瓜皮及红枣同置入锅中，煮成稀粥后加入白糖即可食用。

功效：对心胸烦热、口舌生疮、湿热黄疸有效。

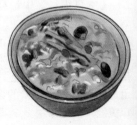

夏季适当吃姜，非常有益健康

我国传统中医认为，生姜性微而味辛，功能健脾胃、散风寒，有"姜能疆御百邪，故谓之姜"之说。尤其是在炎热的夏季，人体容易内生干燥之气。生姜不仅能够刺激人体发汗，而且具有暖胃、祛痰、祛风、散寒、解毒等功效。

临床研究表明，生姜还会有一种类似水杨酸的有机化合物，相当于血液的稀释剂和防凝剂，对降血脂、降血压、预防心肌梗死，均有特殊作用。

生姜虽然作用很大，但夏季服用同样应该适可而止。由于生姜中含有大量姜辣素，如果空腹服用，或者一次性服用过多，往往容易给消化系统造成很大的压力，还容易刺激肾脏，引起口干、喉痛、便秘、虚火上升等诸多症状。

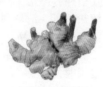

生姜有药理作用

不过，姜既然有药理作用，就应该注意它的一些用法和禁忌，有两方面问题是应该注意的：

● 第一，姜不要去皮。有些人吃姜喜欢削皮，这样做不能发挥姜的整体功效。鲜姜洗干净后即可切丝分片。
● 第二，不要吃腐烂的生姜。腐烂的生姜会产生一种毒性很强的物质，可使肝细胞变性坏死，诱发肝癌、食管癌等。那种"烂姜不烂味"的说法是不科学的。

～“夏天一碗绿豆汤，巧避暑邪赛仙方”～

民间广为流传“夏天一碗绿豆汤，解毒去暑赛仙方”这一健康谚语。在酷热难耐的夏天，人们都知道喝绿豆汤以清热解毒。

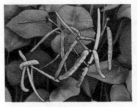

绿豆荚和枝叶

中国人很早就开始认识到绿豆粥清热解毒的功效。唐朝医家说绿豆：“补益元气，和调五味，安精神，行十二经脉，去浮风，益气力，润皮肉，可长食之。”

而《本草纲目》是这样记载绿豆的：用绿豆煮食，可消肿下气、清热解毒、消暑解渴、调和五脏、安精神、补元气。绿豆性味甘寒，入心、胃经，具有清热解毒、消暑利尿之功效。所以是夏季补心安神、清热解毒的佳品。

服食绿豆，最好的方法当然是用绿豆熬汤。制绿豆汤时，不要煮的时间过久，使汤色发红发浑，失去了应有的特色风味。

这里就告诉你熬制绿豆汤的正确方法，简单轻松就能熬出美味又解暑的绿豆汤。方法：将绿豆洗净，控干水分倒入锅中，加入开水，开水的用量以没过绿豆 2 厘米为好，煮开后改用中火。当水分要煮干时（注意防止粘锅），加入大量的开水，盖上锅盖，继续煮 20 分钟，绿豆已酥烂，汤色碧绿。

~~~ 凉茶新喝法，盛夏享口福 ~~~

夏天偏热多湿的气候容易使人上火，而凉茶是去暑败火最直接有效的方法。下面介绍的几款凉茶中，总有一款适合你。

盛夏不妨喝碗凉茶

1 西瓜皮凉茶

可将外皮绿色的那一层利用起来，洗净后切碎去渣取汁，再加入少量白糖搅拌均匀，有去暑利尿解毒之功。

2 薄荷凉茶

取薄荷叶、甘草各 6 克放入锅内，加 2500 克水，煮沸 5 分钟后，放入白糖搅匀，常饮能提神醒脑。

3 陈皮茶

将干橘子皮 10 克洗净，撕成小块，放入茶杯中，用开水冲入，盖上杯盖焖 10 分钟左右，然后去渣，放入少量白糖。稍凉后，放入冰箱中冰镇一下更好。

4 荷叶凉茶

将半张荷叶撕成碎块，与中药滑石、白术各 10 克，甘草 6 克，放入水中，共煮 20 分钟左右，去渣取汁，放入少量白糖搅匀，冷却后饮用，可防暑降温。

✎ 夏季补钾，多吃海带和紫菜 ✎

在人体不可缺少的常量元素中，钾占有重要的地位，正常人体内含钾总量约 150 克。主要存在于细胞内，它与细胞外的钠协同起着维持细胞内外正常渗透压以及酸碱平衡的作用，并能维持神经和肌肉的正常功能，特别是心肌的正常运动等。

当体内缺钾时，会导致全身无力、疲乏、心跳减弱、头昏眼花，严重缺钾还会导致呼吸肌麻痹死亡。此外，低钾会使胃肠蠕动减慢，导致肠麻痹，加重厌食现象，出现恶心、呕吐、腹胀等症状。临床医学资料还证明，中暑者均有血钾降低现象。

夏季人体缺钾原因主要有三，一是人体在夏季大量出汗，汗液中除了水分和钠以外，还含有一定量的钾离子。二是夏季人们的食欲减退，从食物中摄取的钾离子相应减少，这样会造成钾的摄入不足。三是天气炎热，人体消耗能量增多，而能量代谢需要钾的参与。

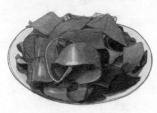

最安全有效的补钾方法是多吃富含钾的食品。紫菜、海带等海藻类食品含钾较多，因此紫菜汤、紫菜蒸鱼、拌海带丝、海带冬瓜汤等，应是夏季菜肴的上品。

吃海带是补钾的好方法

第4章

生活起居养好阳,才能生长不生病

科学界和医学界都有这样一个观点:人的寿命取决于体内物质和能量的储备。而三伏天来临,暑热难耐,其季节性气候严重影响我们体内物质和能量的代谢及储备。因此,养生保健要求合理安排生活起居。针对夏天昼长夜短、阳气升发的特点,我们的生活起居重点应放在"耗"上,通过科学的作息、着装等,将体内储备的能量尽量消耗出去,从而实现阴阳平衡,百病不生。

骄阳似火,让阳气随大自然"耗散"吧

"夏三月,此谓蕃秀,天地气交,万物华实。夜卧早起,无厌于日,使志无怒,使华英成秀,使气得泄,若所爱在外。此夏气之应,养长之道也。"这是《黄帝内经》中关于夏季养生之道的论述。

夏三月是指农历的四五六三个月,是天地万物生长、葱郁茂盛的时期,金色的太阳当空而照,向大地洒下了温暖的阳光。这时,气温逐渐升高,并且达到一年中的最高峰,而且夏季雨量丰沛,大多数植物都在此季"疯狂生长",人体的阳气在这个时候也较为旺盛,因此夏季养生要注意顺应阳气的生长。

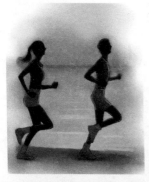
运动要避过高温时间，清晨和黄昏是最好的锻炼时间

因天气炎热，人往往比较烦躁，要避免天气给自己带来的负面影响，就要把酷暑高温拒之门外。

在夏天，人容易心火过旺，因此饮食应清淡，尽量少吃油腻食物；在流汗后，不仅要补充水分，还应补充盐分；夏季易中毒，所以要注意饮食卫生，并且不要食用变质食物。

中暑是夏季的常见病，人们可以用多吃防暑食物、保证睡眠等方法来避暑。另外，还要注意预防支气管哮喘、腹泻、肺气肿、慢性支气管炎等疾病。

夏季要坚持体育锻炼，以加快新陈代谢，祛除体内毒素。在运动后，不要饮用大量的凉开水，也不要用冷水冲澡。

在夏季要抓住治冬病的好时机。许多冬季常发生的疾病或因体质阳虚而发生的病症，可通过在夏天增强人体抵抗力，减少发病率。冬病夏治是抓住了夏季阳气最盛、冬季阴盛阳衰的特点。久咳、哮喘、痹症、泄泻等疾病用冬病夏治的方法治疗效果较好，常用的方法有针灸和进补。

走出夏天睡眠误区，做个"仲夏夜之梦"

看过《仲夏夜之梦》的人，肯定对剧中轻松、愉快的情节印象深刻。那么，你有没有想在炎热的夏季做一个美满的"仲夏夜之梦"呢？炎热的夏天是人们最难入眠的季节。

夏季天长夜短，人们白天活动的时间延长，夜间睡眠的时间不足，再加上暑热湿盛，更使人心浮气躁。蚊虫叮咬、他人干扰等，都使人难以入静。其实，只要你能够走出下列睡眠误区，就一定会舒舒服服地睡个好觉，拥有一个恬静的"仲夏夜之梦"。

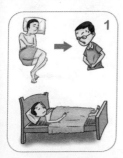

第一，忌袒胸裸腹。尽管夏日天气炎热，在晚上睡觉时仍应穿着背心或薄衬衫，腹部、胸口盖条被单，以避免着凉而引起腹痛、腹泻。对于这一点，老年人、幼儿更应该注意。

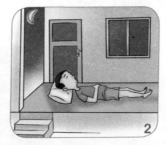

第二，忌室外露宿。即使在夏季气温很高的夜晚，也不能因贪图凉快，在廊檐、室外露宿，以防蚊叮虫咬或因露水沾身而发生皮肤感染或头昏脑胀、四肢乏力。

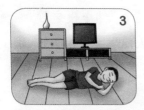

第三，忌睡地板。夏季，有些人只因图一时凉爽，在水泥地或潮湿的地面上铺席而卧。这样很容易因湿气、邪寒袭身，而导致风湿性关节炎、腰酸腿痛或眼睑水肿等病症，损害身体健康。

第四，忌穿堂风。夏季，通道口、廊前虽然风凉，但是"坐卧当风"。在这样的地方睡觉，虽然凉爽，但很容易受凉、腹痛、感冒。

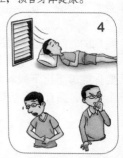

第五，忌睡塑料凉席。塑料制品的透气性差，不能吸汗，水分滞留，不易蒸发。这样一来，不但影响睡眠，还会危害身体健康。

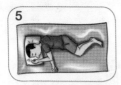

第七，忌开着空调睡觉。人入睡后血液循环减慢，抵抗力减弱，极易受凉感冒。所以即使开空调睡觉也记得给自己盖一床薄被。

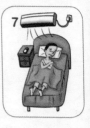

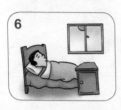

第六，忌不睡午觉。夏季日长夜短，人体新陈代谢旺盛，容易感觉疲劳。午睡可使大脑和身体各系统都得到放松，也可预防中暑。

～≈③ 保足阳气，长夏防湿"三注意" ③≈～

中医称夏末秋初为长夏时期，其气候特点是多湿，所以《理虚元鉴》特别告诫说："长夏防湿。"这个季节多雨潮湿，水汽上升，空气中湿度最大，加之或因外伤雾露，或因汗出粘衣，或因涉水淋雨，或因居处潮湿，以致感受湿邪而发病者最多。

现代科学研究证实，当热环境中空气相对湿度较大时，有碍于机体蒸发散热。空气中大量水分使机体难以通过水分蒸发而保持产热和散热的平衡，出现体温调节障碍，常常表现出胸闷、心悸、精神萎靡、全身乏力。

总体来说，长夏防湿，主要应做到以下几点：

1. 居住环境，避免潮湿

《黄帝内经》提出："伤于湿者，下先受之。"意思是湿邪伤人，最容易伤人下部。这是因为湿的形成往往与地的湿气上蒸有关，故其伤人也多从下部开始，如常见的下肢溃疡，湿性脚气、妇女带下、下肢关节疼痛等，往往都与湿邪有关。

2. 饮食清淡，易于消化

中医认为，湿为阴邪，易伤阳气。因为人体后天之本——脾喜燥而恶湿，所以，长夏季节湿邪最易伤脾，一旦脾阳为湿邪所遏，则可导致脾气不能正常运化而气机不畅，可见脘腹胀满、食欲缺乏、大便稀溏、

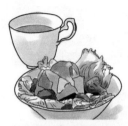

长夏季节最好少吃油腻食物，多吃清淡易于消化的食物。更要注意饮食卫生，不吃腐烂变质食物，不喝生水，生吃瓜果蔬菜一定要洗净

四肢不温、口甜苔腻脉濡等症。若影响到脾气升降失司，还会出现水液滞留，常见水肿形成、目下呈卧蚕状，也可见到下肢肿胀。因此，长夏应多吃清淡易于消化的食物。

长夏季节最好少吃油腻食物，多吃清淡易于消化、清热利湿的食物，使体内湿热之邪从小便排出。常用清热利湿食物以绿豆粥、荷叶粥、红小豆粥最为理想。这里还指出，饮食也不应过凉，因为寒凉饮食最能伤脾的阳气，造成脾阳不足。

3. 避免外感湿邪

由于长夏阴雨连绵，人们极易感受外来湿邪的侵袭，出现倦怠、身重、嗜睡等症，严重者还会伤及脾阳，出现呕吐腹泻、脘腹冷痛、大便稀薄的症状。因此，长夏一定要避免湿邪侵袭，做到外出带伞、及时避雨。若涉水淋雨，回家后要立即服用姜糖水。有头重、身热不扬等症状者，可服藿香正气水等。此外，由于天气闷热，阴雨连绵，空气潮湿，衣物极易发霉，人也会感到不适。穿着发霉的衣物，容易感冒或诱发关节疼痛，因此，衣服要经常晒一晒。

☙ 养生专家告诉你: 夏季睡眠有四忌 ☙

夏季的炎热让有些人想出了一些睡眠措施,比如在室外露宿、吹穿堂风,等等。事实上,这些人们在睡觉时习惯性使用、一些自以为聪明的"小技巧",往往很可能伤害到自身的健康。

养生专家指出,夏季养生,四大睡眠禁忌万万不容忽视。

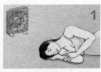

1. 忌开着电风扇、空调睡觉:
入睡后人体的血液循环减慢,抵抗力减弱,开着电风扇、空调吹风,极易受凉而引起感冒。

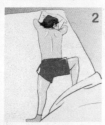

2. 忌光着膀子睡觉:
人体是靠皮肤上温度的不断变化来保持恒温的,腹部和胸部皮肤上的温度几乎不变。所以天气再热也要将被单盖在胸腹部,以免受凉而生病。

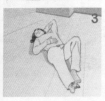

3. 忌躺在地上睡觉:
天气炎热,睡地板的确凉快,但是这样做对身体的危害较大。睡在地板上,人体会吸收从地面蒸发的湿气,时间一长,易引发感冒、风湿性关节炎等疾病。

4. 忌睡前在地上泼水:
这会使得空气比浇水前更浑浊，对人身体
十分不利。

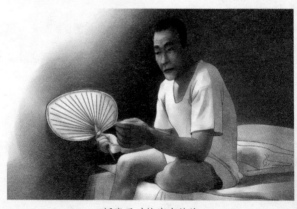

　　睡前摇扇消暑纳凉
又健身养性。摇扇子能
使手臂、手腕不断运动，
可促进血液循环，舒筋活络，可防止血压突然升高；
摇扇子时头部经常活动，对防止颈部骨质增生有一定
的作用。檀香扇不仅可用其摇动生风，而且闻其芳香，
可爽精神。檀香属于天然香料，对嗅觉神经可产生较
强的良性刺激，特别是神经衰弱者，对此刺激特别敏
感，能起到镇静安神的作用。

摇扇子对健康有益处

想凉快,夏季除热有良方

夏天气温接近人体的温度,人体散热方式以汗蒸发为主,所以用热来除热才是比较好的养生方法。

热毛巾擦身

夏天,人的脸面和躯干难免多汗,及时擦汗可促使皮肤透气,但必须用热毛巾,才能适应人体降温节律。

热水洗脚

脚有第二心脏之称,人的脚上分布有全身的代表区和五脏六腑的反射点。古人云:"睡前洗脚,胜似补药。"夏季也不例外。当时虽然感觉有点热,但事后反而会带来凉意和舒适。

洗热水澡

夏天洗冷水澡会使皮肤收缩,洗后反觉更热,而热水洗澡虽会大量出汗,但能使毛细血管扩张,有利于机体排热。

喝热茶

冷饮只能暂时解暑,不能持久解热、解渴,而喝热茶却可刺激毛细血管普遍舒张,体温反而明显降低,这是简便易行的绝妙良方。

另外,加强耐热锻炼,提高体温调节功能,热适应能力增强,不但可增强体质,还可有效地防止中暑和其他热证发生。

∽☜ 夏季，贴身衣物勿忘经常洗洗 ☞∽

人的皮肤每平方厘米有1000多条汗腺，全身表皮分布着几百万个毛孔，它们存在于表皮细胞间隙中，人体通过毛孔不断排汗。汗中含有尿素、盐分等废物，留在衣服上的"汗渍"

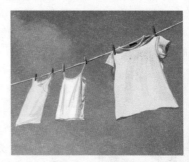

勤洗澡，常换洗衣物

就是这些废物的痕迹。特别在夏天，因为出汗多，衣服更容易脏。

另外，紧挨在毛囊附近的皮脂腺，分泌油腻状物质，每天分泌20～40克皮脂，均匀地在全身表面形成薄薄的一层分泌物，起着滋润、保温、护肤的作用。但这些皮脂分泌物是高级脂肪酸和胆固醇酯，它们可以和汗液、表皮脱屑、灰尘等同时混合附着在衣服纤维里，如果不及时清除，可使衣服逐渐被酸化而变黄。

皮肤的表皮细胞在不断地新陈代谢，衰亡细胞与角质皮层，经常从表皮脱落下来，加上身上汗毛脱落，两者与皮脂、污垢黏附于贴身的衣服上，会使衣服变脏。因此，我们必须经常换洗贴身衣服。

体弱者着装, 要遵循安全防暑指南

夏天的特征是昼长夜短, 炎热难耐, 而体弱者耐受力比较弱, 适应性也比较差, 所以他们想要安全地度夏, 就应注意保健。

盛夏季节人的火气一般都比较旺盛, 因此体弱者在精神、心理等方面就应息其怒, 静其心, 安其神, 使神经系统处于宁静状态, 不能烦躁激动。

体弱者衣服要勤换勤洗, 衣服的颜色以浅色为主, 通风散汗性能要好, 外出时要带上遮阳帽或打遮阳伞, 不要在紫外线最强的时间段外出。

体弱者所住的居室应该有防止阳光直射的装置, 可以在窗外搭个凉棚或挂上带网眼的窗帘, 在室内吹空调或电扇时, 风口不要正对着自己, 以防受风着凉。

在夏天, 体弱者的消化功能一般比较差, 因此应以温软易消化、清淡有营养的食物为主, 少吃油腻厚味之物, 以防生痰、生热、生湿。尤其应该忌食生冷食物, 如冰砖、冷水、凉粉、冷菜等, 以免损伤脾胃, 诱发疾病。

晚上睡觉时, 体弱者不能贪凉而卧, 睡于露天、窗前等处, 更不能迎风而卧, 避免风邪侵入人体, 引起头痛头晕、腹痛腹泻、关节酸痛和面神经麻痹等症状。

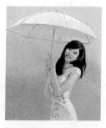

浅色着装和浅色伞能有效防紫外线

第 5 章

夏日运动，讲究一个"轻"字

> 由于紫外线比较强，气温高，很多运动项目并不适宜在夏天进行。可是，"生命在于运动"，我们总不能怕热就变成木头人吧？对此，养生专家为我们进行了科学的指导——夏日运动，讲究一个"轻"字。人们应以攀登楼梯代替登山，以简单小动作代替幅度大的高强动作，以室内活动代替剧烈运动，等等。从事这种以"轻"为主的运动养生项目，既可以避免阳气损伤，又可以促进人体血液循环，还能享受酣甜的睡眠。

运动"挥汗如雨"，小心损伤阳气

到了夏天，不少人认为，平时做事情或锻炼时，动到大汗淋漓纯属正常，无须多虑。然而，事实却并非如此。

我们知道，汗为心之液，在人体属阴，适度地宣泄可以使身体处于阴阳平衡的状态，而如果出汗过多，就会导致阴液亏损过多，阴不足以涵阳人体健康就会出轨。由此可见，即使夏季酷热灼人，我们也不可过度出汗。

中国古人锻炼也不主张大量出汗，而以微微汗出为宜，这叫"沾濡汗出"，出一层细汗，对人体是最有好处的。所以在锻炼时，我们一定注意保持这个原则不要过度出汗。

有时候几个人进行同样的运动后，有人出汗多，有人出汗少，这是因为出汗的多少是因人而异的。

（1）汗液取决于汗腺的分泌，而汗腺的数量，不仅有性别差异，还有个体差异。

（2）出汗多少还取决于体液含量。有些人体液较多，运动时出汗多；反之，运动时出汗就少。体液的多少由体脂的含量决定，因为脂肪组织中含水量比较少，所以胖人的体液相对比瘦人少。尽管运动时胖人出汗多，但耐受水分丢失的能力却比较差，也就是说，运动时间不长，胖子就会因代谢失调而过早出现疲劳。

（3）运动前是否饮水对出汗也有影响，如果运动前大量饮水，会导致体液增多而增加出汗量。

（4）还要看个人的身体素质。体质强壮的人，肌肉与运动器官都比较健康，即使进行强度较大的运动，也毫不费力，出的汗自然就少；相反，体质差的人稍稍活动，就会大汗淋漓。

因此，出汗越多并非锻炼效果越好。酷热的夏日，人们在运动后为了"舒服"各有高招，但有些做法却是过激的，会对身体造成损害。只有合理运动，才能保证健康。

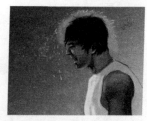

凡事有个度，锻炼身体也一样

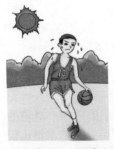

阳光暴晒下，裸露的
皮肤容易受到伤害

运动时皮肤不宜过露

赤膊或露背只能在皮肤温度高于环
境温度时，才能通过增加皮肤的辐
射、传导散热起到降温的作用。而
酷暑之日，最高气温一般都接近或
超过37℃，皮肤不但不能散热，
反而会从外界环境中吸收热量，因
而夏季赤膊或露背会感觉更热。而
且，在太阳下露背进行活动，强烈
的紫外线直接照射在皮肤上，还会
引起皮肤疾病。

运动后不宜过快降温

运动后大汗淋漓，急忙到风扇前揭开衣服猛吹，或在过冷的空
调下直吹，以及拧开水龙头，让冷水直冲身体，这种"快速降
温"的方法常常会快活一时，然后难受几天。因为运动后毛孔
处于扩大状态，经过突然的冷刺激，毛孔迅速缩小。这对身
体极其不利，容易受寒邪的侵扰，甚至引起各种疾病。

运动后不宜补充纯水

因为纯水中几乎不含人体出汗排出的盐分及矿物质等。人在高
温下进行剧烈运动时，身体大量出汗，造成机体里水分和盐
类丢失。若大量饮水而没有及时补充盐分，血液中的氯化钠
浓度就会降低，肌肉兴奋性增高，易引起肌肉痉挛和疼痛。

运动中喝水不宜过猛

如果喝水过猛，会引起胃部肌肉痉挛、腹痛等症状，应该
在剧烈运动后间隔几分钟再适当补充水分。

游泳健身又美体，做条快乐"美人鱼"

游泳是一项人体在一定深度的水的特定环境中，凭借肢体运动，利用水的浮力而进行的技能活动。它是古代人类在同大自然的斗争中，为生存而产生的，并随着社会的不断发展而发展，逐渐成为一项现代竞技体育运动的重要竞赛项目。

游泳对身心健康能起到很好的作用。

（1）可使心脏得到很好的锻炼，使心肌逐渐发达，收缩能力增强，更好地促进机体的新陈代谢。

（2）游泳运动是所有运动项目中对呼吸系统影响最大的一个项目。

（3）坚持游泳锻炼，还能使神经系统功能增强，可使动作敏捷，反应灵活，并使关节得到锻炼，动作协调、敏捷。

（4）可以有效地锻炼全身的肌肉和关节，使肌肉

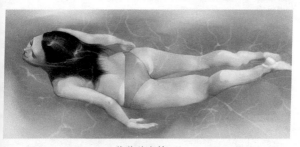

学学游泳技巧

发达，可以减肥，保持体型健美，并在力量、速度、柔韧、耐力等身体素质方面有明显提高。

（5）可以强身健体，预防疾病。

（6）可以延缓衰老，使人青春常驻。

与此同时，游泳健身中有七个方面，我们一定要注意：

第一，锻炼前应检查身体。有严重的心血管疾病、皮肤病和传染病者不宜参加游泳锻炼。

第二，下水前做好准备活动。应做 3 ~ 4 分钟臂、腿、腰部弯曲伸展运动。

第三，水温不宜过低。初练者最好从夏天开始，这样容易适应。

第四，运动量要适宜。初练者游程不要太长，每 50 米应停下来休息片刻，速度不宜过快。

第五，注意自我监督。如游泳后头晕、恶心、疲劳不适，应减少活动量或暂停锻炼。

第六，注意安全。要结伴而行，互相照料保护。不要到有急流、旋涡的地方游泳，也不要到水草密集区去游泳，以免发生意外。

第七，游泳动作宜慢，不要猛然跳下水。要先用水浇冲一下肩部、胸部，徐步走向游泳区域。初学者不要急于求成，应先熟悉水性，再循序渐进学习技术动作；先将整套动作分解，分开来练；在此基础上，再做整套动作的协调配合练习。老年体弱者更要注意量力而行，动作稳妥，不宜过于剧烈运动。

举手之劳,起床前小动作让你精力充沛

夏季来临,每天早晨起床之前若能坚持做几个简单的养生小动作,会使你全天精力充沛,而且有利于增强体质、促进健康。

你一定很想知道这些小动作是什么吧? 别急,下面我们就一一介绍给大家。

1. 搓脸

早晨起床后,先用双手的中指同时揉搓两个鼻孔旁的迎香穴数次。然后上行搓到额头,再向两侧分开,沿两颊下行搓到颏尖汇合。如此反复搓脸20次,有促进面部血液循环、增强面部肌肤抗风寒的能力、醒脑和预防感冒的功效。长期坚持,还能减少面部皱纹,改善容颜。

2. 转睛

运转眼球,宜不急躁地进行,先左右,后上下,各转10次,能提高视神经的灵活性,提高视力。

3. 叩齿

轻闭嘴唇,上下牙齿互相叩击36次,间宜旋舌,以舌尖舔顶上颚数次。能促进口腔、牙齿、牙床和牙龈的血液循环,增强唾液分泌,从而起到清除污垢、提高牙齿抗龋能力和咀嚼功能等作用。

4. 挺腹

平卧，伸直双腿，做腹式深呼吸。吸气时，腹部有力地向上挺起，呼气时放松。反复挺腹十余次，可增强腹肌弹性和力量，预防腹部肌肉松弛、脂肪积聚，且能健胃肠、利消化。

5. 提肛

聚精会神地提紧肛门十余次，可增强肛门括约肌力量，改善肛周血液循环，预防脱肛、痔疮、便秘等。

6. 梳头

坐在床上，十指代梳。从前额梳到枕部，从两侧颞颥梳到头顶，反复数十次。可减少脱发、白发。

7. 弹脑

坐在床上，两手掌心分别按紧两耳，用食指、中指和无名指轻轻弹击后脑，反复3～4次，可解疲乏、防头晕、强听力、治耳鸣。

8. 猫身

趴在床上，撑开双手，伸直并拢双腿，翘起臀部，像猫拱起脊梁那样用力拱腰，再放下臀部。如此反复数十次，可锻炼腰背、四肢的肌肉和关节，促进全身气血通畅，防治腰酸背痛。

～練習瑜伽，赶走浮躁、净化心灵～

瑜伽是一套完整的体系，包括体格技巧、健康饮食、个人卫生、静坐运气、自悟冥想。它也是最安全、最有效率的运动形式，能消除忧虑，调节内分泌，促进排泄。

具体来讲，瑜伽具有七方面养生作用。

第一，血液循环：瑜伽运动可加速心跳和富氧血的循环，进而加强身体的血液循环。

第二，排毒：几乎所有的瑜伽课程都能让你流汗、练习深呼吸和加速心脏律动（促进血液循环），而且能透过扭转和弯曲的姿势按摩并刺激排泄器官。定期瑜伽练习具有非常大的排毒功效。

第三，体力和灵活度：瑜伽的姿势是经过数千年练习经验形成的身体动作，能加强并延展肢体的结缔组织。不管你的身体是柔软还是僵硬，是虚弱还是强壮，瑜伽都能改善你的身体和心志，给你带来健康。

第四，释放压力：定期练习瑜伽能够让身心更平静，增强免疫系统的功能，更能排出因压力所产

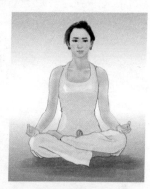

在夏季的诸多运动项目中，瑜伽不仅仅能放松身心，更是一种净化心灵的生活方式

生的毒素。很多学员都认为瑜伽是对一天辛劳工作所带来的压力的完美释放。

第五，自信心：瑜伽让我们觉得健康、强健及柔软，更能提高我们外在及内在的自信。

第六，呼吸管理：呼吸质量往往直接影响我们的心灵及身体，当我们学习如何控制及缓和我们的呼吸时，会发现我们能更有效地控制我们的身体和心灵。瑜伽能帮助我们学会掌控心灵的状态，减轻日常生活中所面临的压力。

第七，减重：定期练习瑜伽后，不会感到特别饿，所选择的食物也较健康。能够帮助新陈代谢和减少想大吃一顿的念头，达到减肥的目的。

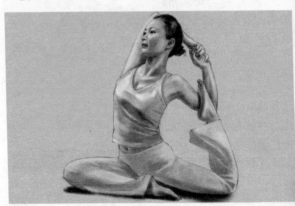

健康本身就是快乐与满足的源泉

网球：温文尔雅的有氧运动

网球是一项优美而激烈的运动，它的由来和发展可以用四句话来概括：孕育在法国，诞生在英国，在美国开始普及和形成高潮，现在盛行于全世界。网球运动能够提高人的体育意识，培养人们运动健身的兴趣和习惯，对增强练习者的体质有良好的作用。近年来，随着人们生活水平的提高，人们的健康意识逐渐增强，越来越多的人加入网球运动的行列中。

关于网球运动的养生作用，主要可以体现在三方面：

1 网球运动是一种户外有氧运动，能促进血液循环系统的改善，提高心肺功能，增强人体免疫力。

2 网球运动是疏解压力、调节免疫力的最佳运动之一。在快速地奔跑击球、大力扣杀中，可以使身心得到放松，释放你的压力和情绪。

3 网球有助于培养人的综合素质。业余活动中的网球比赛大多是无裁判下的信任制比赛，诚信品质的体现贯穿于整个网球活动的全过程。还有助于培养人乐观、团结、自信的素质。

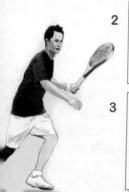

❀❀❀ 夏日旅游，消暑养生兴味盎然 ❀❀❀

每年夏季，各个避暑胜地的旅游景点总能吸引无数游客。夏日旅游选择到山区和海滨是非常不错的主意。

第一，海滨与山区气候凉爽。

山区海拔高，气温相对较低；海滨气候又称海洋气候，海洋由于它固有的特性，形成与陆地上显著不同的气候。所以，夏日里内陆已是烈日炎炎，但山区和海滨却凉风习习。例如，你住在山区或其附近，无论沿斜坡上、下山，还是拾级而上，都会是一种兴味盎然的锻炼。

第二，海滨与山区的环境宜人。

生活在海边的朋友都会有这样的感受，海滨地区风向在一昼夜里会呈现有规律的变化。白天日出后，有凉风从海上吹向陆地，送来清新的空气，尤其炎夏暑日，清凉的海风拂面而来，使人顿觉爽快，倦意全消；夜晚来临时，风向也随之转成从陆地吹向水面，送走污浊的空气。而山区里，峰峦起伏，山涧蜿蜒，绿树成荫，山花烂漫，草木散发出的芳香性挥发性物质有一定杀菌作用；清泉汇成壮观的瀑布、飞溅的水滴使周围阴离子富集，空气格外清新，呼吸这样的空气，可稳定情绪，预防哮喘发作，还能改善肺的换气功能。这些特点使两地成为盛夏的绝佳去处。

第三，海滨与山区空气宜人。

海滨空气中碘含量是大陆空气含碘量的 40 倍，不仅能补充人体生理需要，还有杀菌作用。而山上气温、气压较低，风速较大，太阳辐射尤其是紫外线含量充沛，有助于钙、磷代谢和机体免疫力的提高。

夏日旅游，既是一种消夏避暑的好途径，也是一种健康的夏季运动方式。

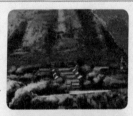

山地气候昼夜温差大，前往旅游要注意着装保暖。山地环境对人体健康较为有利的高度范围在海拔高度为 500～2000 米的区域，而过高的海拔因氧气不足，对人体会有一定的伤害

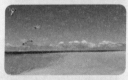

海边宽广松软的沙滩，为人们进行日光浴和海水浴提供了天然场所

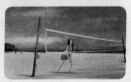

夏季旅游最好去海滨或山区度假 10 天左右，这样非常有益于身心健康

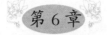

第6章

酷热夏季，掀起适合你的美容季风

很多女性都喜欢过夏天，因为这个季节是展示自己性感身材的最佳时节，穿超短裙、吊带背心，既性感又凉爽。然而，夏季是一个火旺、细菌泛滥、阳光暴晒的季节，不仅容易使人上火、心情烦躁，而且很容易使皮肤出现晒伤、出油过多及长色斑等问题。因此，我们对夏季肌肤护理要特别重视，除正确选用安全、合适的护肤产品外，更要通过最天然、最科学的方法掀起适合自己的美容季风。

滋阴去火，夏季美容养颜之根本

朱丹溪在《格致余论》中说："四月属巳，五月属午，为火大旺，火为肺金之夫，火旺则金衰；六月属未，为土大旺，土为水之夫，土旺则水衰。"故夏季应当滋养阴气，以助阳之化生。丹溪翁也说："古人于夏必独宿而淡味，兢兢业业于爱护也。"一些好发于冬天的慢性病，如老慢支等，也常常需要在夏季调养。

那么，如何滋阴去火，达到养生美容的目的呢？具体来说，要注意以下几方面：

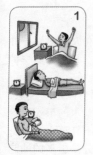

1. 晚睡早起

夏季养生要顺应自然界阳盛阴衰的变化,也就是说每天早点起床,以顺应阳气的充盈与盛实;晚些入睡,以顺应阴气的不足。由于夏季晚睡早起,相对睡眠不足,因此夏日午睡是夏季养生健身的重要方法。这时午睡既能补偿夜间睡眠的不足,又能顺应人体生理特点的养护需要。午睡时间一般以1小时为宜,并注意睡眠姿势,可平卧或侧卧,并在腹部盖上毛巾被,以免腹部受寒。

2. 重调精神

酷暑,腠理张开,汗液外泄,汗为心之液,心气最易耗伤,所谓"壮火食气"。要做到神气调养,就必须做到快乐欢畅,胸怀宽阔,使心神得养。因此,应多参加一些文娱活动。

3. 防晒护肤

外出时要戴遮阳帽或打遮阳伞,对紫外线敏感的人最好穿长袖衣服。同时注意使用防晒霜。

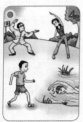

4. 巧运动

夏天天气炎热,人体体能消耗较大,若长时间在阳光下锻炼可能引起中暑,所以,最好在清晨或傍晚天气凉爽时,到公园、河岸、湖边或庭院,选择合适的项目锻炼,如太极拳、太极剑、广播操、慢跑、散步等。去江河湖海进行游泳锻炼,更有利于调节情志,增进健康。

〰️ 控油兼补水，做一个夏日平衡小美人 〰️

夏天是皮肤最爱出问题的季节。女人们想尽各种办法进行控油和防晒，而忽略了补水。其实，夏季护肤在控油的同时还要注意补水。

这是因为，大部分的油性肌肤都有缺水的现象，而这种旺盛的油脂量往往会掩盖肌肤缺水的事实，给人造成错觉。如果你只控油、吸油，不补充水分，身体内的平衡系统就会自然启动，不断分泌更多的油脂以补充大量流失的油脂，形成"越控越油"的恶性循环。并且，油脂分泌过程中要消耗肌肤内的大量水分，高温导致的大量流汗，都会使皮肤处于缺水状态。很快，就出现了脸上最严重的水油失衡现象。所以，夏季护肤，在控油的同时，更要补水。

肌肤缺少水分，油脂分泌才会过量，因此爱美的女性朋友需要通过

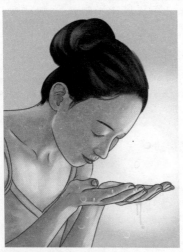

脸部肌肤不能缺乏水的滋润

补水来抑制油脂分泌过剩, 保持 "水油平衡"。那么, 具体应该如何做呢?

据《本草纲目》记载:"珍珠味咸, 甘寒无毒, 镇心点目。涂面, 令人润泽好颜色, 涂手足, 去皮肤逆胪, 坠痰, 除面斑, 止泻。除小儿惊热, 安魂魄。止遗精白浊, 解痘疗毒。"

女性朋友们可以试试用珍珠粉来美容:

(1) 珍珠粉 4 克, 加少量的牛奶和蜂蜜, 调匀后敷面, 20 分钟后洗净。

(2) 珍珠粉 4 克, 鸡蛋清适量, 调匀后敷面, 不但可以补水, 还可以祛痘。

(3) 将珍珠粉与日常的护肤品调和抹在脸上, 可使皮肤滋润、有光泽且自然增白。

(4) 一根香蕉去皮捣烂, 加入 2 勺奶粉、适量浓茶和 0.3 克珍珠粉, 调匀后涂面, 10 ~ 20 分钟后用清水洗净, 可补水祛皱, 保持肌肤光泽。

(5) 将一根丝瓜洗净去皮, 用榨汁机打汁, 用纱布滤汁。将一小勺珍珠粉倒入面膜碗中, 加入丝瓜汁, 用面膜棒搅拌成糊状即可。适合各类肤质, 可起到补水、嫩白的效果。

要想知道自己的皮肤是否属于油性, 可以自己测试一下。洗脸之后什么都不要涂抹, 两个小时之后用手掌触摸肌肤。如果这时手掌上油油的, 那么就说明你是油性肌肤。如果不是, 就没有必要特别在意油脂的问题。

✥ 空调房里，吃出水润白皙的肌肤 ✥

有些女性，特别是职业女性，常年待在空调环境下，皮肤很容易在不知不觉中失去水分。此时，如果注意保湿，补充肌肤的滋润度，可以达到镇静肌肤、防止发炎的作用。

《本草纲目》中有"百合具有泽肤祛斑之效用"，常在空调环境中工作的女性可以利用百合来保湿润肤。百合可以做成粥、汤或茶，配料可以根据自己的口味来选择，如百合红枣粥可以保湿补血，百合南瓜粥可以润肺补血等。

其实能达到保湿效果的除了百合，还有西红柿、蜂蜜、肉皮、三文鱼、海带等。

长期处于空调环境中的女性要保湿，除了依靠食物本草外，还得视个人肤质采取不同的保养方式。油性肌肤者在控油的同时，还要注意补水，平时使用清爽型的乳液即足够。混合性肌肤者，只要在脸颊等较干的部位重点涂抹即可。干性肌肤者就得整脸涂抹保湿乳液，以防止肌肤过于干燥，这一类肌肤可选择较滋润的、保湿效果较佳的乳液。

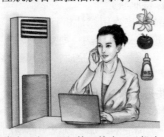

常食百合、西红柿、蜂蜜可以帮助女性在空调环境中保持肌肤水润

远离小毛病，夏日肌肤问题三攻略

进入夏天，我们的皮肤往往会出现许多小毛病：晒斑、蚊虫叮咬、痱子、皮肤癣、被太阳晒得发红发烫的脸和胳膊，等等。科学地讲，如何解决这些皮肤问题是很有讲究的，所以护肤也就成了夏日生活中的一门必修课程。

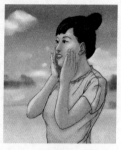

夏日皮肤裸露部分最多，更须注意保养

夏日的护肤工作与其他季节有所不同，你必须了解夏日护肤过程中的种种问题和对策，才能确保娇容不会因为不恰当的保养方式而受到伤害。

夏季常见的三种皮肤问题：

蚊虫叮伤	晒斑	痱子
在夏天的时候可多吃些大蒜，这是因为大蒜在体内代谢后，散发的气味可让蚊子远离你。另外也可以用蒜汁涂于被蚊子叮咬处以止痒。	在阳光下暴晒后，皮肤会发红发热，这时用冰毛巾冷敷有镇定肌肤、减少刺激的作用。再将新鲜芦荟切成薄片，贴在脸上，可以更好地缓解日晒对皮肤的伤害。	在夏季常用苦瓜煮水洗涤可以除痱子。除此之外，我们可以在洗澡水中滴点花露水，或者洗澡后涂点痱子粉均会见效。

常按神阙穴，激活元神永远不老

神阙穴，就在肚脐眼这个位置上，每天按压这个穴位对于养生和疗病都大有助益，能激活元气和元神。

古人从很早就非常重视这个穴位的养生和保健功能，知道通过灸神阙穴可以延缓衰老，治疗慢性腹泻和四肢无力等症。所以在日常生活中我们应该注意保护好神阙穴这个部位。

揉腹还可以减少腹部脂肪的堆积。这是因为按揉能刺激末梢神经，通过轻重快慢不同力度的按摩，使腹壁毛细血管畅通，促进脂肪消耗，防止人体大腹便便，从而收到满意的减肥效果。

经常按揉腹部，还有利于人体保持精神愉悦。睡觉前按揉腹部，有助于入睡，防止失眠。对于患有动脉硬化、高血压、脑血管疾病的患者，按揉腹部能平息肝火，使人心平气和，血脉流通，起到辅助治疗的良好作用。

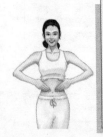

腹部按揉具体方法：一般选择在夜间入睡前和起床前进行，排空小腹，洗清双手，取仰卧位，双膝屈曲，全身放松，左手按在腹部，手心对着肚脐，右手叠放在左手上。先按顺时针方向绕脐揉腹 50 次，再逆时针方向按揉 50 次。按揉时，力量适度，精力集中，呼吸自然。

娇嫩百合，让容颜放慢衰老的脚步

夏天，是百合的收获季节，采摘下的新鲜百合可以洗净剥开，晾晒风干，制成百合干，既便于保存，又方便人们在一年四季中都能吃到它。将百合加工成百合粉、百合精冲剂或者百合饼干，成为老幼咸宜的药食佳品。

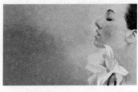

这里我们着重介绍一下百合的美容功效：

百合花因百合的奇特疗效受到众人的喜爱

1. 润肺止咳	百合鲜品富含黏液质，具有润燥清热的作用，中医用之治疗肺燥或肺热咳嗽等症常能奏效。
2. 宁心安神	百合入心经，性微寒，能清心除烦，宁心安神，用于热病后余热未消、神思恍惚、失眠多梦、心情抑郁、喜悲伤欲哭等。
3. 美容养颜	百合洁白娇艳，鲜品富含黏液质及维生素，对皮肤细胞新陈代谢有益，常食百合，有一定美容养颜作用。
4. 防老抗衰	百合中所含的蛋白质、B族维生素、维生素C、粗纤维、多种矿物质以及蔗糖、果胶、胡萝卜素、生物碱等物质，对防止皮肤衰老和治疗多种皮肤疾病，都有很好的效果。并且可以舒展皮肤，逐渐消除面部皱纹。

柠檬为伴，唱响你的时尚美白主打歌

柠檬可以说是天然美容品中，名气最大、最深入人心的。柠檬生食味极酸，口感不佳，但若用得好，实用价值极大。作为唾手可得的美容水果，柠檬受到越来越多美女的关注，其美容作用可以概括为以下几方面：

（1）减少色素生成，使皮肤白皙。

柠檬可以去除老死细胞，美容效果奇佳

（2）营养护肤作用。

（3）消毒去垢、清洁皮肤的作用。

柠檬的使用方法有很多，爱美的你知道吗？为了美白肌肤，你是不是经常会大片大片地敷柠檬片或喝柠檬汁呢？现在告诉你，这样做非常危险，不正确地使用柠檬，可能会无法达到你想要的效果。因为柠檬中含大量有机酸，对皮肤有刺激性，因此，切莫将柠檬原汁直接涂面，一定要稀释后或按比例配用其他天然美容品才能敷面。

如果是做柠檬面膜的话，切忌用整个柠檬，在有其他成分混合的情况下，使用的柠檬果肉原汁最多不超过3汤匙（要用咖啡小汤匙）。

另外，用柠檬进行美容护理最好选在晚上进行。日晒前应避免用柠檬、芹菜等敷脸，或饮用柑橘类果汁。

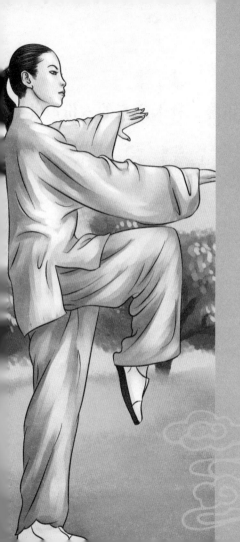

平定内敛，收获

大自然的金秋祝福

第 1 章

立秋到霜降，秋天送来的六份厚礼

秋季包括立秋、处暑、白露、秋分、寒露、霜降六个节气，是由热转凉，再由凉转寒的过渡性季节，气候变化经历了由热转凉、由凉转寒两个阶段。由于每一个节气都有属于自己的特征，这就要求我们在养生保健的过程中，要根据这些不同的特征，有针对性地进补、调摄起居、运动，等等，从而达到"天人合一"的最佳境界。

凉来暑退草枯寒，立秋谨防"秋老虎"

每年的 8 月 8 日左右是立秋，立秋预示着秋天的到来。民间有谚语说，"立秋之日凉风至"，就是说：立秋是凉爽季节的开始。但是，立秋以后由于盛夏余热未消，秋阳肆虐，通常还会继续热上一段时间，民间亦有"秋老虎"之说。

秋天是进补的好时节，但进补也要有讲究，不能无病进补和虚实不分滥补。中医的治疗原则是虚者补之，不是虚证病人不宜用

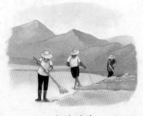

立秋时节

补药。虚病有阴虚、阳虚、气虚、气血虚之分，对症服药才能补益身体，否则适得其反；而且药补不如食补，忌以药代食。食补则以滋阴润燥为主，如乌骨鸡、猪肺、龟肉、燕窝、银耳、蜂蜜、芝麻、豆浆、藕、核桃、薏苡仁、花生、鸭蛋、菠菜、梨等。

度过炎热的夏季，秋高气爽的天气也会让人胃口大开，所以立秋养生还要注意防止秋膘上身导致肥胖。对于一些"苦夏"的人来说，秋季适当地"增肥"是可以的，但对于本身就肥胖的人来说，秋季则应该注意减肥，选择低热量食品。还应提高热量的消耗，有计划地增加活动量，以达到减肥目的。

立秋以后，因秋燥而起的疾病也会困扰一些人，在养生方面就要注意滋养津液，多喝水、淡茶等，并吃些能够润肺清燥、养阴生津的食物，如萝卜、藕、秋梨等。

这一时节起居方面应该早睡早起，多呼吸新鲜空气，在清晨安静广阔的空间里宣泄情绪，对身体都是有好处的。

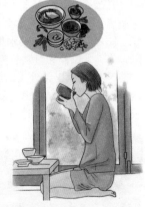

秋天是进补的好时节，但不能无病进补和虚实不分滥补

伊人去处享清秋，处暑注意缓"秋乏"

每年的 8 月 23 日左右是处暑节气，"处"有躲藏、终止的意思，处暑的意思就是暑天将近结束，民间也有"处暑寒来"的谚语。但此时天气还没有明显的转凉，晴天午后的炎热亦不亚于暑夏之季，但早晚比较凉爽。

处暑以后，气温会逐渐下降，这时候人体容易出现的情况就是"秋乏"，人们经常会有懒洋洋的疲劳感，所以这个节气的养生首先是要保证睡眠充足。晚上尽量在 10 点以前上床睡觉，并要早睡早起，中午最好要有一定的午休时间，以减轻困顿感。

在饮食方面，处暑时依然应该保持饮食清淡，少吃油腻、辛辣及烧烤类食物，如辣椒、生姜、花椒、葱、桂皮等，多吃蔬菜水果，多喝水，多吃鸡蛋、瘦肉、鱼、乳制品和豆制品等。

为缓解秋乏，处暑时除了养成良好的生活习惯，还要加强锻炼，如登山、散步、做操等，以强健身心，减轻身体在季节交替时的不适感。

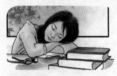
俗话说"春困秋乏夏打盹"，刚进入秋天人们常会感到疲劳瞌睡

秋季起居应开始"早卧早起，与鸡俱兴"

早卧以顺应阳气之收敛，早起为使肺气得以舒展

碧汉清风露玉华，白露保暖多防病

每年的9月7日至9日为白露，白露时节，支气管、哮喘发病率很高，要做好预防工作，排除诱发因素，过敏体质的人应注意花粉、粉尘、皮毛、牛奶、鸡蛋、鱼、虾、螃蟹、油漆、药物等，尽量避免与之接触。另外，调整身体和精神状态，避免情绪压抑、

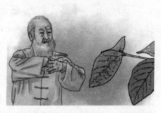

白露时昼夜温差很大，白天比较温和，但早晚较凉爽，在穿衣方面要多注意保暖。白露时节可以选择如打太极拳、练气功等比较舒缓的运动方式

过度劳累对缓解咳嗽、气喘、心悸等症状也有帮助。在饮食上也要慎重，少吃或不吃鱼虾海鲜、生冷炙烩腌菜和辛辣酸咸甘肥的食物，多吃青菜、萝卜、葡萄、柿子、梨、芝麻、蜂蜜等润肺生津、养阴润燥的食物。

预防秋季常见病也可以通过体育锻炼增强体质。另外每天用冷水洗脸、洗脚甚至洗擦全身，对这些疾病也有极好的预防作用。

天气转凉后，还容易导致胃部抽搐，引起腹泻、恶心等症状，尤其是那些平时肠胃就不好的人，胃部的保暖非常重要。要少吃生、凉食物，多吃熟食和暖食。

所以，白露以后要注意保暖，特别是一些年轻的女性，不要舍不得换下夏天单薄的裙子。

凉意抒情果清芬，秋分养生先调阴阳

每年的 9 月 23 日左右是秋分节气，秋分正好是秋季的中分点，如春分一样，秋分这天阳光几乎直射赤道，昼夜时间的长短再次相等，秋分过后，北半球开始昼短夜长。

在我国，秋分才是秋天的真正开始，这个时节，大部分地区已经进入凉爽的秋季，南下的冷空气与逐渐衰减的暖湿空气相遇，产生一次次的降水，气温也一次次地下降，所以有"一场秋雨一场寒"的说法。

关于秋分养生有与春分养生相似的地方，就是要顺应四时变化，保持体内阴阳平衡，具体方法就是保证良好睡眠，保持乐观的生活和精神状态，这样可以避让肃杀之气，适应秋天的平容之气。

这个时候，秋燥还是没有结束，不过这时的"燥"，已经不是刚刚立秋时的温燥，而是凉燥。可以煮些健胃健脾，补肾强骨，而且软糯甜香，非常适口的栗子粥。百合粥、菊花粥，也是不错的选择，不仅可以温补身体，还可以缓解秋燥。

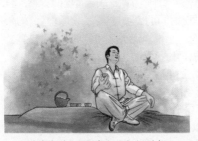

秋高气爽，是养生的良好时机

天高云淡雁成行，寒露"养收"保阴精

　　每年的10月8日左右是寒露，因"露气寒冷，将凝结也"而得名。寒露季节冷热交替，此时人体阳气慢慢收敛，阴精开始潜藏于内，故养生也应以保养阴精为主。

　　在人体五脏中，肺对应秋，肺气与金秋之气相应，此时燥邪之气易侵犯人体而耗伤肺的阴精，如果调养不当，人体就会出现咽干、鼻燥、皮肤干燥等秋

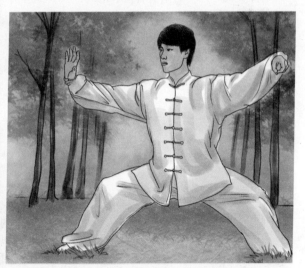

寒露以后天气渐冷，万物萧落，是热冷交替的季节

燥症状。因此，寒露时节的养生应以滋阴润肺为宜，多食用芝麻、糯米、粳米、蜂蜜、乳制品等柔润食物，少食辣椒、生姜、葱、蒜等易损伤阴精的辛辣之食。

寒露以后，由于气温下降较快，感冒也成为此时的流行病，而在日常养生中，首先要做到适时添加衣物，不要盲目坚持"秋冻"，还要多加锻炼，增强体质。

对于老年人来说，寒露时节可谓"多事之秋"，其中最需警惕的便是心脑血管病。

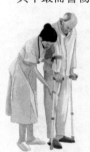

心脑血管疾病的高危人群或有病史的患者，在这个时节尤其要注意防寒保暖，进行适当的御寒锻炼，合理安排饮食起居，并保持良好心境。

寒露时节，老年人要特别注意心脑血管病

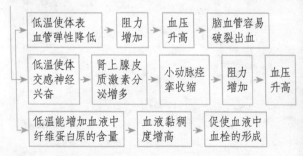

172

梅映红霞报晚秋，霜降一定要防寒

每年的 10 月 23 日左右是霜降，这是秋季的最后一个节气。霜降，顾名思义就是：由于天气寒冷，露水已经凝结成霜了。这个时候在北方的清晨，我们时常可以看到包裹在干枯树枝上的雾凇，大自然在用这种方式告诉我们：冬天就要来了。

霜降是秋冬气候的转折点，也是阳气由收到藏的过渡。这个时节天气渐冷，很多人手脚易凉，后背易冷，但心里有燥热的感觉。这是气血遇寒循环不畅所致，因此养生就要注意做到"外御寒、内清热"。要依气候变化及时增减衣物，以免被寒气所侵或者导致热伤风。对内则要清郁热、祛邪气，可以吃些生的白萝卜块。白萝卜皮白而不透者肉味偏辣，只能熟吃；皮色透明，肉不辣而甜者，可以生吃。生吃白萝卜一是下气，解腹胀；二是白萝卜入肺。肺应秋季，白萝卜可以加强肺的"肃降"功能，既止咳，又促大肠运动，"肺与大肠相表里"。可以吃甜食的人吃些白梨；老弱病者则吃些白木耳。

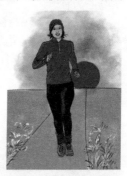

深秋之际保持良好心态，宣泄积郁之情，保持乐观豁达的心态也是养生保健的一项重要内容

小孩子和身体好的人，心

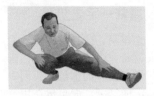

除了注意身体的局部保暖外，常做健身小运动对防治各种慢性病有着重要的辅助作用。但运动要循序渐进，持之以恒

里觉得燥热时可以吃些冷饮，但要少吃。

天气逐渐变冷，风湿病、老寒腿、慢性胃病又成了常见病，防治这些病主要是注意身体的局部保暖。老年人要适当地多穿些衣服，膝关节有问题的可以穿上一副护膝，晚上睡觉时也要注意保暖。除了养护身体以外，加强锻炼也必不可少，应注意不要运动过量，外出活动以颐养身心为宜。

霜降时节，正是枫树、黄栌树等植物的最佳观赏季节，可以在天气晴朗时外出登山观赏美景，但秋风凉燥，要避免感冒或者染上呼吸系统疾病。

四季养生小贴士

喝水益肺：秋季最简单的养肺方法就是积极补充水分，秋季气候干燥，使人体大量丢失水分。据测算，人体皮肤每天蒸发的水分在600毫升以上，而鼻腔呼出的水分也不下300毫升，要及时补充这些损失，秋天每日至少应比其他季节多补充500毫升以上。

第 2 章

金秋时节，滋阴润肺最为先

秋季给我们的感觉常是清肃、干爽。然而，我们此时最容易出现肺部疾病，常见的有感冒、咳嗽、哮喘等，若不小心医治很容易使症状加重。近年临床死因资料表明，感染是引起死亡的主要原因，其中绝大多数为肺部感染。因此，秋季养生重在养肺，滋阴润肺、防治肺气虚衰是秋季养生的当务之急。

✿ 养肺防衰，重在多事之秋 ✿

秋季不仅是肺部疾患高发季节，更是养肺防衰的关键时节。下面是一些秋天养肺的要点：

1. 笑能清肺

中医认为"笑能清肺"，笑能使胸廓扩张，肺活量增大，胸肌伸展，笑能宣发肺气、调节人体气机的升降、消除疲劳、驱除抑郁、解除胸闷、恢复体力，使肺气下降、与肾气相通，并增加食欲。清晨锻炼，若能开怀大笑，可使肺吸入足量的大自然中的"清气"，呼出废气，加快血液循环，从而达到心肺气血调和，保持人的情绪稳定。

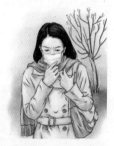

许多人一到秋天，呼吸系统疾病就开始发作

175

2. 作息有规律

秋季养肺首先要注意作息有规律。应该早卧以避风寒，早起以领略秋爽，使精神安定宁静，才能不受秋天肃杀之气的影响。

3. 精神内守

在心态情绪方面要使精神内守，不急不躁，这样在秋天肃杀的气象中，仍可得到平和，肺呼吸正常，这是秋天的养生大道。

4. 食疗润肺

在饮食方面，由于秋天燥邪为盛，最易伤人肺阴，此时可以通过食疗达到生津润肺、补益肺气之功。

5. 加强补水

补水是秋季养肺的重要措施之一。一个成年人每天喝水的最低限度为 1500 毫升，而在秋天喝 2000 毫升才能保证肺和呼吸道的润滑。因此，每天最好在起床和临睡之前饮水 200 毫升，白天两餐之间饮水 800 毫升，才可使肺脏安度金秋。

6. 经常沐浴

在秋季经常沐浴也能起到养肺的作用，沐浴有利于血液循环，使肺与皮毛气血相通。一般秋季洗澡的水温最好在 25℃ 左右，洗浴前 30 分钟，先喝淡盐开水一杯，洗浴时不宜过分揉搓，以浸浴为主。

古代医书中提到："形寒饮冷则伤肺"，就是说如果没有适当保暖、避风寒，或者经常吃喝冰冷的食物、饮料，则容易损伤肺部机能而出现疾病。因此饮食养肺应多吃玉米、黄豆、黑豆、冬瓜、番茄、藕、甘薯、猪皮、贝、梨等，但要根据个人体质、肠胃功能酌量选用。

鱼际、曲池、迎春，护肺的三大宝穴

在中国的传统医学观念里，秋气与人体的肺脏相通，肺脏开窍于鼻，而其表现在皮毛。秋天，秋高气爽也带着燥气，若肺气失调，则容易出现鼻干口燥、干咳、喉咙痛等上呼吸道疾病。所以，秋季养生要注意呼吸系统的维护，特别要注意肺部的调养。

在刚刚过去的夏天里，人们喝冷饮，穿衣盖被都尽量轻薄，使得脾胃虚寒，而脾又为"肺之母"，脾受凉必然会对肺有影响。中医还有"肺为娇脏"的说法，就是说肺既怕冷也怕热，既怕干也怕湿。即使在其他季节里没有注意养肺，在秋季也要对肺特别关注，因为在适合养肺的季节里多呵护肺，可能会收到事半功倍的效果。

秋季护肺，按揉穴位是一个很好的选择，这些穴位包括鱼际、曲池和迎香穴。

 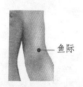

迎香穴就在鼻翼两侧。属于手阳明大肠经。

鱼际穴在手外侧，第一掌骨桡侧中点赤白肉际处。能气化肺经水湿，散发脾土之热。

曲池的位置：屈肘成直角，在肘横纹外侧端与肱骨外上髁连线中点。完全屈肘时，在肘横纹外侧端处。

∽☞☜ 每天按掐合谷穴，肺部从此不阴虚 ∽☞☜

中医上常说的肺阴虚主要是指阴液不足而不能润肺，从而导致干咳、痰少、咽干、口燥、手足心热、盗汗、便秘等一系列生活中常见的症状。

中医有"肺为娇脏"之说，指出肺是娇嫩，容易受邪的脏器。肺既恶热，又怕寒，它外合皮毛，主呼吸，与大气直接接触。外邪侵犯人体，不论从口鼻吸入，还是由皮肤侵袭，都容易犯肺而致病。

因此，在平时，我们一定要注重肺的保养。肺不阴虚了，抵抗力强了，这些病症也就自愈了。在人体的经穴中，合谷穴是调养肺阴虚的最佳穴位。

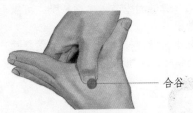

合谷

合谷穴在手背，第1、2掌骨间，第2掌骨桡侧的中点处。只要坚持每天按摩两侧合谷穴3分钟。就可以使大肠经脉循行之处的组织和器官的疾病减轻或消除，胸闷气短、多咳多痰、爱发高热、多出虚汗等症状慢慢消失。但要注意的是体质较差的病人，不宜给予较强的刺激，孕妇最好不要按摩合谷穴。

花生是宝,大补脾胃和肺脏

花生具有健脾和胃、利肾去水、理气通乳、治诸血症之功效。主治营养不良,食少体弱,燥咳少痰,咯血,齿衄鼻衄,皮肤紫斑,脚气,产妇乳少等病症。

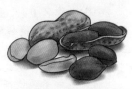

花生营养丰富,老少皆宜

现代研究表明,花生能有效降低人体内胆固醇,降低心脑血管发病率;高含量的锌元素能促进儿童大脑发育,增强大脑的记忆,延缓人体过早衰老。

下面,就向大家推荐几款大补脾胃和肺脏的花生美味。花生含钙量丰富,可以促进儿童骨骼发育,并有防止老年人骨骼退行性病变发生的功效。花生中含有丰富的脂肪油和蛋白质,对产后乳汁不足者有养血通乳作用。

花生小豆鲫鱼汤

原料:花生米 200 克,赤小豆 120 克,鲫鱼 1 条。
制法:将花生米、赤小豆分别洗净,沥去水分;鲫鱼 1 条剖腹去鳞及肚肠;将花生米、赤小豆及洗净的鲫鱼同放碗中;加入料酒、精盐少许,用大火隔水炖,待沸后,改用小火炖至花生烂熟。

花生粳米粥

原料:花生 50 克,粳米 100 克,冰糖适量。
制法:将花生与粳米洗净加水同煮,沸后改用文火,待粥将成。放入冰糖稍煮即可。

❀❀ 杏仁是宝贝，补肺、润肠又养颜 ❀❀

中国人称名中医，就叫他"杏林高手"，此语出于三国。当时名医董奉常为人免费治病，病人家里为酬谢他，就在其宅旁种杏树一株，数年后，蔚成杏林，号称"董仙杏林"。从此，杏林即成为中医界的誉称。

而杏的种子杏仁，又名苦杏仁。《本草纲目》记载，杏仁味苦、性温、有小毒，入肺、大肠经，有止咳定喘、生津止渴、润肠通便之功效。

杏仁还有美容功效，能促进皮肤微循环，起到润泽面容，减少面部皱纹形成和延缓皮肤衰老的作用，另外用其制成粉霜乳膏涂于面部，可在皮肤表面形成一层皮脂膜，既能滋润皮肤，保持皮肤弹性，又能治疗色素痣等各种皮肤病。

我们平时如果偶感风寒，咳嗽不止，也可以试试喝这杯杏仁茶和百合杏仁粥。

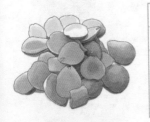

杏仁的种类	
苦杏仁	甜杏仁
苦杏仁能止咳平喘，润肠通便，可治疗肺病、咳嗽等疾病。	甜杏仁和日常吃的干果大杏仁偏于滋润，有补肺美容的作用。

人参补气助阳，健脾又益肺

人参是举世闻名的珍贵药材，在人们心目中占有重要的地位，中医认为它是能长精力、大补元气的要药，更认为多年生的野山参药用价值最高。对于气虚体质的人来说，人参可以说是保命强身的良药。

据《本草纲目》记载，人参性平，味甘，微苦；归脾、肺、心经。其功重在大补正元之气，以壮生命之本，进而固脱、益损、止渴、安神。故男女一切虚证，阴阳气血诸不足均可应用，为虚劳内伤第一要药。既能单用，又常与其他药物配伍。

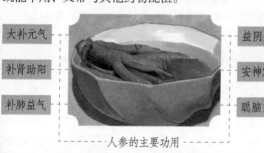

大补元气		益阴生津
补肾助阳		安神定志
补肺益气		聪脑益智

人参的主要功用

● 一味人参，煎成汤剂，就是"独参汤"。不过，这种独参汤只用在危急情况，一般情况下切勿使用。常常需要与其他药物配伍使用。如：提气需加柴胡、升麻；健脾应加茯苓、白术；止咳要加薄荷、苏叶；防痰则要加半夏、白芥子；降胃火应加石膏、知母，等等。

第 3 章

水润少辛，吃掉"多事之秋"

东北有一个"抢秋膘"的习俗，就是人们到了"立秋"这一天，要吃点肉，长点膘。而华东地区则流行另一种习俗，即人们在"立秋"这一天一定要吃点西瓜。不难看出，前者像是展望未来：天气将冷，身上不多些脂肪，怎么御寒？后者像是回首往事：那么燠热又漫长的夏季，是怎么熬过来的？其实，从真正的健康角度讲，秋季饮食应以水润少辛为原则，从而实现滋阴润肺、呵护脾胃的养生目的。

秋季饮食，少辛多酸、合理进补

秋季饮食，宜贯彻"少辛多酸"的原则。所谓少辛，是指少吃一些辛味的食物。

具体来讲，一方面可食用芝麻、糯米、蜂蜜、荸荠、葡萄、萝卜、梨、柿子、莲子、百合、甘蔗、菠萝、香蕉、银耳、乳品等食物，也可食用人参、沙参、麦冬、川贝、杏仁、胖大海、冬虫夏草等益气滋阴、润肺化痰的保健中药制作的药膳；另一方面要少吃葱、姜、韭菜、辣椒等辛味之品，而要多吃酸味的水果和蔬菜。

同时，根据中医"春夏养阳，秋冬养阴"的原则，虽然进入秋季是进补的大好时节，但进补不可乱补，应注意五忌：

一忌无病进补。无病进补，既增加开支，又害自身。

五忌以药代食。重药物轻食物是不科学的，药补不如食补。

四忌多多益善。任何补药服用过量都有害，因此，进补要适量。

二忌慕名进补。认为价格越高的药物越能补益身体。

三忌虚实不分。中医的治疗原则是虚者补之，不是虚证病人不宜用补药。

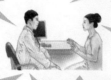

此外，秋季养生可分为初秋、中秋和晚秋 3 个阶段。

初秋之时，欲食之味宜减辛增酸，以养肝气。古代医学家认为，秋季，草木零落，气清风寒，节约生冷，以防疾病，此时宜进补养之物以生气。《四时纂要》说："取枸杞浸酒饮，耐老。"中秋炎热，气候干燥，容易疲乏。此时首先应多吃新鲜少油食品。其次，应多吃含维生素和蛋白质较多的食物。晚秋临近初冬，气候愈渐寒凉，这时秋燥易与寒凉之邪结合而侵袭人体，多见凉燥病症。这时应多吃微温或性平味甘酸的食物，以养肺强身抗凉燥；少吃或不吃寒性之品，以免雪上加霜。

❦⟡❧ 立秋后，要学会全面防"燥" ❦⟡❧

不知不觉中立秋了。立秋即秋季的开始，人们在享受秋高气爽的同时，也别忘了它还带来了时令主气——燥。秋燥对人体会产生什么影响，具体该怎么应对呢？

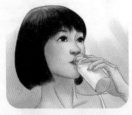

多补充水分

秋燥最容易伤人的津液，应多喝开水、淡茶、果汁饮料、豆浆、牛奶等，以养阴润燥，弥补损失的津液。喝水或喝饮料时，以少量频饮为佳，并且要少喝甜味饮料。

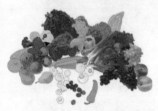

多吃新鲜蔬菜和水果

梨、橙子、柚子、黄瓜、萝卜、藕、银耳等水果、蔬菜有生津润燥的功效，要多食用。另外，还应多吃些蜂蜜、百合、莲子等清补之品，以顺应肺脏的清肃之性。少吃辛辣、煎炸食物，多食皆会助燥伤阴。

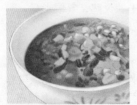

多吃粗粮

粗粮能够促进排便。因为如果大便不通畅，积在肠内时间过长就会化火，从而减少体内津液，所以，促进排便也是防止秋燥的一个重要方法。

❧ 滋阴润燥，麦冬、百合少不了 ❧

由于夏天出汗过多，体液损耗较大，身体各组织都会感觉缺水，人在秋季就容易出现口干舌燥、便秘、皮肤干燥等病症，也就是我们常说的"秋燥"。

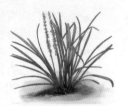

麦冬，又名麦门冬

所以，要防止秋燥，用麦冬和百合最适宜。至于如何用麦冬和百合来滋阴润燥，还有一些小窍门。

1. 西洋参麦冬茶

秋季需要护气，尤其是肺气和心气，如平时应尽量少说话。不过，那样也只能减少气的消耗，而真正需要的是补气，而补气佳品非西洋参麦冬茶莫属。

原料：西洋参 10 克，麦冬 10 克。

制法：泡水，代茶饮，每天 1 次。

2. 蜜蒸百合

关于百合具体的吃法，《本草纲目》中记载了这样一个润肺的方子。

百合花茎

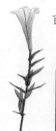

原料：百合 200 克，蜂蜜适量。

制法：用新百合加蜜蒸软，时时含而吞津。

西蓝花，滋阴润燥的秋季菜

经过漫长而炎热的夏季，我们的身体能量消耗大而进食较少，因而在气温渐低的秋天，就有必要调补一下身体，也为寒冬的到来蓄好能量。

我们知道没有能源汽车跑不起来，人体没有能源也就无法生存。大家看一看那些长寿的动物，如龟、蛇、仙鹤等，它们的长寿和喜静、注重能源的储存有很大关系。《素问》有句名言："善养生者，必奉于藏。"或者说："奉阴者寿。"所以人要想健康长寿，在秋季也应该像那些动物一样，注意养阴，蓄积能量。

对此，营养学家提倡，秋季要多吃西蓝花，因为这时西蓝花花茎中营养含量最高。西蓝花有润喉、开音、润肺、止咳的功效，还可以减少乳腺癌、直肠癌及胃癌等癌症的发病率，堪称美味的蔬菜良药。

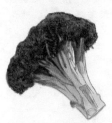

常吃西蓝花还可以抗衰老，防止皮肤干燥，且对保护大脑、视力都有很好的功效。西蓝花是营养丰富的综合保健蔬菜

此外，任何一种疾病到来之前，都会客气地和你打招呼，而并不是我们惯常所说的"不懂礼貌的不速之客"。我们的身体就像是一台精密仪器，设有"故障警告器"，当运行过程中有故障发生时，就会产生"警告信号"。那么，哪些警告信号提醒我们该滋阴了呢？

1. 喜欢吃味道重的东西

现在社会上有越来越多的"吃辣一族"，很多人没有辣椒就吃不下饭。这在中医上怎么解释呢？一般有两个原因：一是人的脾胃功能越来越弱了，对味道的感觉也越来越弱，所以要用厚味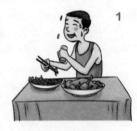的东西来调自己的肾精，来帮助自己将元气提上来，以助运化，这说明元气已经大伤，肾精已经不足。另外一个原因就是现代人压力太大，心情太郁闷了，因为味厚的东西有通窜力，而吃辣椒和大蒜能让人心胸里的瘀滞散开一些。总而言之，如果发现自己越来越爱吃味道重的东西，就表示身体虚了。

2. 年纪轻轻头发就白了好多

走在大街上我们会发现，很多年轻人就已经有了白头发，这是怎么回事儿呢？中医认为，发为肾之华。华，就像花朵一样，头发是肾的外现，是肾的花朵。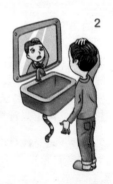而头发的根在肾，如果你的头发花白了，就说明你的肾精不足，也就是肾虚了，这时候就要补肾气了。

3. 老年人小便时头部打激灵

　　小孩和老人小便时有一个现象，就是有时头部会打一下激灵。但是老人的打激灵和小孩的打激灵是不一样的。小孩子是肾气不足以用，肾气、肾精还没有完全调出来，所以小便时气一往下走，下边一用力上边就有点空，就会激灵一下；而老人是肾气不足了，气血虚，下边一使劲上边也就空了。所以，小便时一定要咬住后槽牙，以收敛住自己的肾气，不让它外泄。

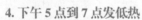

4. 下午 5 点到 7 点发低热

　　有些人认为发高热不好，实际上发高热反而是气血充足的表现。气血特别足，才有可能发高热。小孩子动不动可以达到很高的热度，因为小孩子的气血特别足。人到成年之后发高热的可能性就不大了，所以，发低热实际上是气血水平很低的表现，特别在下午 5 点到 7 点的时候发低热，这实际上是肾气大伤了。

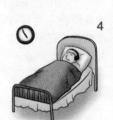

5. 成年了还总流口水

　　我们知道，小孩子特别爱

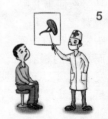

流口水，中医认为，涎从脾来，脾液为"涎"，也就是口水。脾属于后天，小孩脾胃发育尚弱，因此爱流口水。但是如果成年人还总是流口水，那就是脾虚的表现了，需要对身体进行调养。

6. 迎风眼睛总是流眼泪

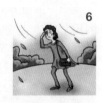

很多人都有迎风流泪的毛病，因不影响生活，也就不在意。在中医里，肝对应泪，如果总是迎风流泪的话，那就说明肝有问题了。肝在中医里属厥阴，迎风流泪就说明厥阴不收敛，长时间下去，就会造成肝阴虚，所以遇到这种情况，要及时调理，以免延误病情。

7. 睡觉时总出汗

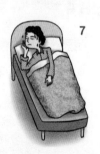

睡觉爱出汗在医学上称为"盗汗"。中医认为，汗为心液，盗汗多由于气阴两虚，不能收敛固摄汗液而引起，若盗汗日久不愈，则更加耗伤气阴，从而危害身体健康。尤其是青年人，工作、家庭压力较大，体力、精力透支明显，极有可能导致人体自主神经紊乱，若在日常生活中不注意补"阴"，则必然受到盗汗症的"垂青"。

8. 坐着时总是不自觉地抖腿

有些人坐着的时候总是不自觉地抖腿，你也许会认为这是个很不好的毛病，是没有修养的表现，但其实说明这个人的肾精不足了。中国古代相书上说"男

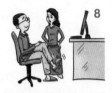

抖穷"，意思是男人如果坐在那儿没事就抖腿，就说明他肾精不足。肾精不足就会影响到他的思维；思维有问题，做事肯定就有问题；做事有问题，就不会成功；做事总是不成功，就会导致他的穷困。所以，中国文化强调考察一个人不仅要听其言，还要观其行。

以上所说的这些现象，都是阴不足的表现，都是在警告我们要对身体状态做出相应调整，否则情况就会进一步恶化，疾病也就会乘"虚"而入。

四季养生小贴士

西蓝花食用注意

（1）菜花虽然营养丰富，但常有残留的农药，还容易生菜虫，所以在吃之前，可将菜花放在盐水里浸泡几分钟，菜虫就跑出来了，还可有助于去除残留农药；

（2）吃的时候要多嚼几次，有利于营养的吸收；

（3）西蓝花焯水后，应放入凉开水内过凉，捞出沥净水再用，烧煮和加盐时间也不宜过长，才不致丧失和破坏防癌抗癌的营养成分。

ᕬᕬᕬ 秋令时节，新采嫩藕胜太医 ᕬᕬᕬ

秋令时节，正是鲜藕应市之时。鲜藕除了含有大量的碳水化合物外，蛋白质和各种维生素及矿物质也很丰富。其味道微甜而脆，十分爽口，是老

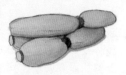

市场上常见的莲藕

弱妇孺、体弱多病者的上好食品和滋补佳珍。

莲藕含有丰富的维生素，尤其是维生素 K、维生素 C、铁和钾的量较高。它常被加工成藕粉、蜜饯、糖片等补品。莲藕的花、叶、柄、莲蓬的莲房、荷花的莲须都有很好的保健作用，可做药材。

中医认为，生藕性寒，甘凉入胃，可消瘀凉血、清烦热、止呕渴。适用于烦渴、酒醉、咯血、吐血等症，是除秋燥的佳品。而且妇女产后忌食生冷，唯独不忌藕，就是因为藕有很好的消瘀作用，故民间有"新采嫩藕胜太医"之说。熟藕，其性也由凉变温，有养胃滋阴，健脾益气的功效，是一种很好的食补佳品。而用藕加工制成的藕粉，既富有营养，又易于消化，有养血止血，调中开胃之功效。

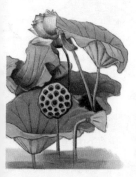

莲蓬同荷叶、花茎

191

〜秋天，亲近茶就是亲近健康〜

近年来，人们不断发现茶叶所含的营养成分及其药理作用，其保健功能和防治疾病的功效得到肯定。秋天喝茶可治病，如能根据自身体质选用适宜疗方，对增进健康、增强体质大有好处。

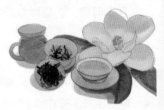

饭余一杯茶，可调养身心

下面，教大家两种可以自己在家操作的天然茶饮，秋天常喝是一种美好又健康的享受。

银耳茶

原料：银耳20克，茶叶5克，冰糖20克。

制法：先将银耳洗净加水与冰糖（不要用绵白糖）炖熟；再将茶叶泡5分钟取汁和入银耳汤，搅拌均匀服用。

功效：有滋阴降火、润肺止咳之功，适用于阴虚咳嗽。

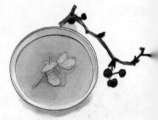

银耳茶

姜苏茶

原料：生姜、苏叶各3克。

制法：将生姜切成细丝，苏叶洗净，用开水冲泡10分钟代茶饮用。每日2剂，上下午各温服1剂。

功效：有疏风散寒、理气和胃之功，适用于风寒感冒、头痛发热，或有恶心、呕吐、胃痛腹胀等肠胃不适型感冒。

∽⧫∽ 秋天进补多喝粥，美味又滋补 ∽⧫∽

许多人因"苦夏"而致的身体消瘦状况会在秋天渐渐转变，秋季，胃口和精神转好，是进补的最佳季节。由于气候干燥，美味而滋补的药粥成为不错的选择。

菊花粥：菊花 60 克、米 100 克。先将菊花煎汤，再同米煮成粥。具有散风热、清时火、明目等功效，对秋季风型感冒、心烦口燥、目赤肿痛等有较好的治疗功效。同时对治疗心血管疾病也有较好的防治作用。

赤小豆粥：赤小豆 50 克、米 100 克、白糖少许。赤小豆和米同放锅中，大火煮开，改用文火熬煮，食用时，放入白糖即可。可清热、利尿、止渴。

红枣小米粥：红枣 50 克、小米 150 克、白糖适量。红枣用水泡软洗净后，同米下锅大火煮开，然后用文火慢慢熬煮，待黏稠时，放白糖调匀即可。此粥香甜可口，补血安神，滋养肌肤。

红枣小米粥

对于胃肠功能衰退的老年人来说，饮食清淡很重要，因此，粥成为老年人的首选食物。专家指出，为了健康，老年人不宜经常喝粥。因为粥毕竟以水为主，"干货"极少，在胃容量相同的情况下，同体积的粥在营养上距离馒头、米饭，还是差得不少。老年人长期喝粥，必将导致营养不良。同时，水含量偏高的粥进入胃里后，会稀释胃酸，这对消化不利。

~多喝蜂蜜少吃姜，安然度清秋~

入秋以后，以干燥气候为主，空气中缺少水分，人体也缺少水分。为了适应秋天这种干燥的特点，我们就必须经常给自己的身体"补液"，以缓解干燥气候对人体的伤害。

不过，虽然秋天进行补水是必不可少的，但对付秋燥不能只喝白开水。科学地讲，最佳饮食良方应该是：白天喝点盐水，晚上则喝点蜜水，这既是补充人体水分的好方法，又是秋季养生、抗拒衰老的饮食良方，同时还可以防止因秋燥而引起的便秘。

蜂蜜具有强健体魄、提高智力、增加血红蛋白、

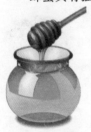

改善心肌等作用，久服可延年益寿。蜂蜜对神经衰弱、高血压、冠状动脉硬化、肺病等，均有疗效。在秋天经常服用蜂蜜，不仅有利于这些疾病的康复，而且还可以防止秋燥对人体的伤害，起到润肺、养肺的作用。

蜂蜜主要成分是葡萄糖和果糖，两者含量达70%，此外，还含有蛋白质、氨基酸、维生素A、维生素C、维生素D等

秋燥时节，尽量不吃或少吃辛辣烧烤之类的食品，这些食品包括辣椒、花椒、桂皮、生姜、葱及酒等。这些食品属于热性，又在烹饪中失去不少水分，食后容易上火，加重秋燥对我们人体的危害。

热性食物助长干燥，秋天一定小心吃

现代人口味很重，很多人喜欢调味料放得特别足的食物，油炸、麻辣食品是很多人的最爱。大三女生小张最喜欢吃学校附近小摊上的麻辣鸡翅。这家的鸡翅味道特别重，葱、姜、蒜、八角、茴香等放得特别多，很合附近大学生的口味。

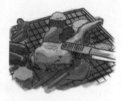

热性食物虽然美味，但助燥伤阴

这年秋天，小张觉得特别干燥，经常口干舌燥、皮肤脱屑，嘴唇干枯起皮，还时不时地便秘。她只得去看医生，医生询问了她的生活习惯，发现小张基本上每天都要光顾这家小店吃麻辣鸡翅，于是告诉她，让她"干燥不堪"的元凶就是麻辣鸡翅这类热性食物。

原来，热性食物本来就会助长干燥，而到了秋天，赶上"秋燥"，情况就会更严重了，如此下来就会伤阴。而调理的方法就要从饮食上着手，少吃辛辣、煎炸的热性食物，多喝白开水，并且吃一些养阴、生津、润燥的食物。

《本草纲目》里说，椰子汁可祛风热，椰子瓤令人面色光泽。女性喝椰子汁，吃些由椰子制作的食品，既能养颜，又能健体。柿饼润心肺，清心肺热，经常吃可去面斑。枣润心肺，调荣卫。另外百合、冬瓜、杏仁、木瓜、荸荠、天门冬、蜂蜜、梨等都有对抗秋燥的功效。

∽⊗⊗∽ "饥餐渴饮"，并不适合秋天养生 ∽⊗⊗∽

很多人都认为，渴了饮水，饿了吃饭，这是天经地义的事情。但是，我们却不能用它来指导秋季养生。你肯定会好奇地问："这是为什么呀？"

这是因为秋燥，即使不渴也要喝水。因为秋季的主气为燥，它又可分为温燥和凉燥。深秋季节凉燥尤重，此时天气已转凉，近于冬寒之凉气。燥的结果是耗伤阴津，导致皮肤干燥和体液丢失。

"不渴也喝水"对中老年人来说尤为重要。如果中老年人能坚持每天主动喝进适量的水，对改善血液循环、防治心血管疾病都有利。

秋凉不能不吃早餐。有些人贪图清晨的凉爽，早上起床晚，又要赶着上班，早餐不是不吃就是吃不好。长时间不吃早餐，除了会引起胃肠不适外，还会导致肥胖、胆石症、甲状腺机能障碍，甚至还会影响到一天的心绪。

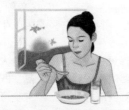

秋季，每天三餐要按时按量，不能饥餐渴饮

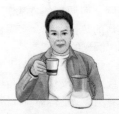

秋季，中老年人补水要"不渴也喝水"

第4章

早睡早起多注意，秋季健康很容易

很多朋友非常不喜欢秋天，因为在这个季节，中午烈日当头，早晚却凉风瑟瑟，气温很难让人适应。同时，由于"秋乏"，人们总是感觉很累，经常连觉都睡不好。你可能会说："管那么多干吗，前人不是告诉我们要'秋冻'吗？秋天只要少穿点就养生了！"可事实上，我们稍有不慎，又很容易被冻着，不仅起不到养生的作用，反而损伤身体。对此，中医指出，秋季是人体阳消阴长的过渡时期，日常起居及相关生活细节对保健养生非常重要。

✿ 秋三月，生活起居要有节律 ✿

"秋三月，此谓容平，天气以急，地气以明。早卧早起，与鸡俱兴，使志安宁，以缓秋刑，收敛神气，使秋气平，无外其志，使肺气清。此秋气之应，养收之道也。"

这是《黄帝内经》中关于秋季养生之道的论述。秋三月是指农历七八九三个月，这个季节表现在天地之气上，特点是降大于升，收敛过于生发，天气下降，地气内敛，外现清明，所谓秋高气爽就是指的这个气象。秋季属金，在人体是属肺经，肺脏娇贵，十分怕燥，因此，秋季要滋养肺阴。人在秋季也要由夏季的

197

散发状态转入收敛，应该早睡早起，与鸡同步，使肾之志安宁稳定，以缓和秋气的肃杀；令心之神气收敛内藏，使秋气得以平和。秋季"养收"要义：

> 起居主要是指生活作息及日常生活的各个方面。要保持身体健康，就必须注意起居调摄，妥善安排工作和生活中的各个细节，使其更加符合自然规律和自身的生理特点。
>
> 宇宙间存在着有规律的周期性变化，人生活于自然环境中，必然与之息息相关。因此，人们的作息安排只有与自然界的变化规律相适应，才能有益于健康。人们应该养成按时作息的习惯，使生理功能保持稳定平衡的良好状态。

中医学认为，人类依天地而生，一年之中，四季的自然气候变化对人体的影响十分明显，人们应该根据季节变化和个人的具体情况制订出符合生理需要的作息制度。

四季运动的注意事项	春季夜间缩短，白昼渐长，风和日暖，人们应早起，增加户外活动，沐浴温暖阳光，以应春天的生机而养生，避免睡眠过多，使人困倦、头昏；
	夏季作息，宜晚些入睡，早些起床，以顺应自然界阳盛阴衰的变化；
	入秋后，白昼渐短，夜晚延长，可以早些就寝，早些起床活动；
	冬季昼短夜长，晚间宜早卧，早晨可稍迟起身，待日出再外出活动，以避开严寒。

∽∾∽ 秋夜凉,别让身体着了凉 ∽∾∽

在夏天的时候,因为天气炎热,所以许多人都喜欢开着窗户、光着膀子、什么也不盖睡觉。到了初秋的时候,虽然气温开始下降,但是下降的幅度不是很

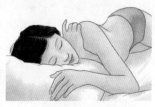

秋夜裸露身体睡觉害处多

大,而且当微风吹进室内时,能带给人一种清新凉爽的感觉,因此有些人仍然延续着夏天的习惯,睡觉时什么也不盖。

人的肚脐部位没有脂肪组织,表皮角质层比较薄嫩,所以肚脐的屏障功能很差,是腹壁薄弱处之一。而初秋时节正是寒暖交替、冷热交锋的时候,前半夜暑去爽来,让人感到非常凉爽,后半夜寒邪下注,室内暑湿上蒸,二者相交在一起,这时寒邪就很容易从没有盖着的肚脐进入到人体内,导致人体经脉阻滞、气血不通,出现腹部疼痛、呕吐、不思饮食、腹泻等症状。

另外,在我们的鼻腔、口腔黏膜周围,存在着各种各样的细菌,它们之所以不能危害我们的身体,是因为身体具有一定的抵抗力,而当我们受凉的时候,就会导致身体的抵抗力下降,这时,这些病菌就会长驱直入,危害身体,引发疾病。

～☜～ 把握冷暖度，"秋冻"好过冬 ～☜～

老百姓常说"春捂秋冻"，意思是说春天棉衣要晚脱一段时间，以免受凉生病；秋天则相反，厚衣服要晚些穿，多经受寒冷的刺激，从而增强机体抵抗力。不过，不同的人群、人体的不同部位，都应区别对待，一味地秋冻就会把身体冻坏。

"秋冻"要因人而异：年轻人血气方刚，对外界寒冷的适应及抵御能力都比较强，可以冻一冻；而老年人大多肾阳衰微，禁不起太冷的刺激；还有一部分慢性病患者，如心血管和哮喘病人，他们对寒凉的刺激更加敏感，稍不注意就会引起疾病发作。因此，这些人不仅不能"秋冻"，还应采取一些保暖措施。

要领悟"秋冻"内涵。对于"秋冻"的理解，不应只局限于未寒不忙添衣，还应从广义上去理解，诸如运动锻炼，也要讲求耐寒锻炼，增强机体适应寒冷气候的能力。

"秋冻"，四个身体部位要区别对待

腹部，上腹受凉容易引起胃部不适；下腹受凉易诱发女性痛经和月经不调。	脚部是人体各部位中离心脏最远的地方，血液流经的路程最长，又汇集了全身的经脉，不能受凉。	颈部受凉，向下容易引起肺部症状的感冒；向上则会导致颈部血管收缩，不利于脑部供血。	肩部，肩关节及其周围组织相对比较脆弱，容易受伤。

～秋季洗手，别太频也别太热～

生活中，手部不仅要从事繁杂的工作，还经常暴露在日光下，每天频繁清洗，或是经常使用含消毒杀菌成分的香皂，都会对我们的手部造成损伤。如果洗手不当，最容易造成损害的是手掌心，这个部位角质层厚，皮脂腺稀少，稍不注意就会粗糙、干裂、甚至脱皮；手背皮肤柔软、细嫩，比脸颊的皮肤还薄，也极易老化、松弛。

正确方法是洗手完毕，用干净、柔软的毛巾擦手，在皮肤未干时，涂抹具有保湿功能的护手霜，以及时锁住皮肤内的水分。

第一，避免频繁洗手，在清洗衣物时，不要让双手长时间浸泡在水中。

第二，洗手时水温不应过热。

第三，洗手时应选用无刺激性的中性洗手液。

第四，手洗干净后，不能任其自然风干。

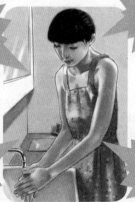

201

～✿～ 气候干燥，起居要防静电伤身 ～✿～

在气候干燥的秋季，我们常常会碰到这种现象：晚上脱衣服睡觉时，黑暗中常听到噼啪的声响，而且伴有蓝光；见面握手时，手指刚一接触到对方，会突然感到指尖针刺般疼痛，令人大惊失色；早上起来梳头时，头发会经常"飘"起来，越理越乱……这就是人体的静电对外放电的结果。

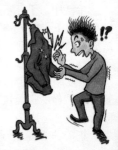

静电常常让人乍然一惊

由于老年人的皮肤相对比年轻人干燥，以及老年人心血管系统的老化、抗干扰能力减弱等因素，因此老年人更容易受静电的影响。心血管系统本来就有各种病变的老年人，静电更易使病情加重或诱发室性早搏等心律失常。过高的静电还常常使人焦躁不安、头痛、胸闷、呼吸困难、咳嗽等。

为了防止静电的发生，室内要保持一定的湿度，要勤拖地、勤洒水或用加湿器加湿；要勤洗澡、勤换衣服，以消除人体表面积聚的静电荷。发现头发无法梳理时，将梳子浸入水中片刻，等静电消除之后，便可以将头发梳理服帖了。脱衣服之后，可用手轻轻摸一下墙壁，摸门把手或水龙头之前也要用手摸一下墙，将体内静电"放"出去，这样静电就不会伤你了。

第 5 章

秋高气爽，让你的全身动起来

夏季，天气炎热，人们喜欢躲在房间里不外出运动。然而，立秋之后，早晚凉爽，户外湛蓝的天空和习习秋风都让人有到外面活动活动筋骨的想法。没错，这个时节确实是让人全身活动舒展的好时节，但我们要是没有掌握正确的锻炼原则，没有选择适合自己的锻炼项目，或在锻炼中伤了自己，恐怕是得不偿失了。因此，我们每个人都应该根据自己的个人情况，在氧气充足、空气清新的地方选择适合自身的体育锻炼。

初秋，耐寒锻炼正当时

养生专家指出，初秋适当进行一些耐寒锻炼，有助于提高人对环境变化的适应能力，提高心血管系统的功能。这样做，也可以更好地度过冬天。

1. 登高

登高，不仅是一项有益的体育锻炼，也是一种有情趣的"秋游"活动。它能够增强心肺功能，促进血液循环，增进食欲，改善睡眠，安定情绪，加速新陈代谢。

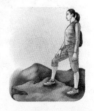

一般来说，耐寒锻炼包括：登山、步行、太极拳、骑自行车，等等。我们可以根据自身的健康状况、兴趣，来选择具体的项目。

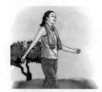

2. 快步行走

每天 10 分钟快步行走，不但对身体健康极有裨益，还能保持精神愉快。快步走路能促进血液循环，有利于提高氧气的消耗，增加心脏的收缩力。

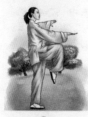

3. 太极拳

太极拳是我国的国粹，它适合任何年龄、性别、体型的人练习。它集练气、蓄劲、健身、养生、防身、修身于一体，是一种适合经常锻炼的养生功法。秋季经常练习太极拳，对于身心健康有意想不到的收获。

4. 骑自行车

曾有这样一句流行的话：每天骑车一小时，健康工作五十年，幸福生活一辈子！

5. 跳绳

跳绳是一项极佳的秋季健体运动，能有效训练个人的反应和耐力，有助保持个人体态健美，从而达到强身健体的目的。

ᴥᴥᴥ 秋季锻炼须知 ᴥᴥᴥ

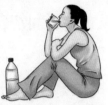

需要注意的是，秋季人体的柔韧性和肌肉的伸展度下降，运动前要热身以舒展肢体，同时运动中不应突然加大运动量。

锻炼应循序渐进，由少而多。在进行运动的过程中，衣服应该一件一件地减少，千万不要穿得单薄，仅靠运动产热来升温。

耐寒锻炼后，我们应该在心脏跳动感觉稍微平稳时，再开始缓慢、小口、多次地喝些温开水，每喝一小口的频率最好能大概与心跳频率相近

锻炼后要记得补水。秋天气候干燥，体内容易丧失水分，从而加重身体因缺水而引发的各种燥症。因此，进行耐寒锻炼后，要给身体补水。

锻炼前，先要学会健康呼吸的方法：吸气时收缩腹部；呼气时，让肚子放松，自然下垂。这叫作腹式呼吸。它强迫你用横膈膜而不是依赖于柔弱的胸肌进行呼吸，能充分利用肺容量呼出废气，吸进更多的氧气。

为了增强效果，你可以这样做：①站定，放松，花几分钟时间进行腹部呼吸。②双臂弯曲，肱三头肌与地板平行，将手指置于肩膀上。③头朝上，通过鼻孔呼吸。两肘向外侧伸展，吸气时，肘向后拉。两臂展开有助于扩张胸腔。④用口呼气，两肘交于胸前，低头，下巴至胸。

第6章

秋"收"，容颜也要跟着收获

到了秋天，你是否常为这些问题而烦恼：不知不觉皮肤就干得不得了，甚至有些起皮，一张漂亮的脸蛋顿时失去了光泽；明明已经擦了美白、水润的护肤产品，可肌肤仍然暗淡无光；和往常一样洗发、护发，但头发却变得干枯毛躁；还有嘴唇干裂，手脚干裂，等等。其实，秋季是收敛的季节，气候干燥，是极易引发身体和皮肤上的问题。对此，我们从头到脚，都要做好美容保养的工作，让容颜也随着大自然一起收获。

秋日养肌肤，先从排毒开始

在夏天转为秋天之后，肌肤的新陈代谢开始转慢，盛夏的骄阳和潮湿让一些问题潜藏起来，慢慢堆积在肌肤表面排不出去，或者排出的速度较慢；在进入秋天之后，这些问题就显现出来，例如肤色暗沉、干燥缺水，甚至出现色斑，手感也比夏季要粗糙很多，这说明你的肌肤需要排毒了。

直接食用有利于排毒的水果或蔬菜是美容排毒的关键。排毒要多食地瓜。紫菜含丰富的蛋白质、碳水化合物以及多种维生素、碘和其他微量元素。豆腐则可清热解毒。多喝紫菜豆腐汤可以润体解热，排毒。

此外还要多吃些石榴、燕麦片、苹果、地瓜、胡萝卜、木耳等。当然，在补充排毒食品时，要避免油炸、烧烤、饼干、罐头等容易堆积毒素的食物。

另外，秋季排毒，洗脸、沐浴、运动也是不可少的。

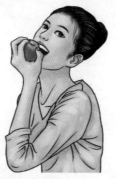

水果有利于排毒，
可以适当多吃

在清除了体内大部分的毒素之后，才能安心进补保养，我们的肌肤才能安然度过这一年中最冷的冬季。可以自测一下你的肌肤是不是有以下的症状：

①肤色不是很黑，但暗沉发黄。②天气转凉，脸部的肌肤出油量更多。③坚持用眼霜，但黑眼圈和眼袋依然明显。④皮肤变得干燥，摸上去很粗糙。⑤皮肤抵抗力下降，容易出现过敏现象。

如果以上现象中你占 3 个以上，说明"中毒"的症状在你身上有所突出，要赶快着手排毒了。

～据肤质，量身打造自己的保湿方案～

秋季空气湿度降低，皮肤角质层不能及时调节足够的保湿因子，而油脂腺的活跃能力也在减低，脸上的油分便会减少，因此皮肤就容易绷紧，甚至在眼下及鼻旁更会出现细纹。于是，保湿就成了护肤养颜的重中之重。

不过，爱美的女士一定要注意了，不同肤质的人保湿方法也不尽相同。

1. 干性皮肤

干性皮肤会使人有紧绷的感觉，易起皮屑，易过敏，还可能伴有细小的皱纹分布在眼周围。这类皮肤的抗衰老护理尤为重要，除了要以保湿精华露来补充水分之外，还要每周敷一次保湿面膜。另外，因为干性肌肤本身油脂分泌得就不多，如果频繁洗脸，会让干燥的情况更为严重。因此，每天洗脸最好不

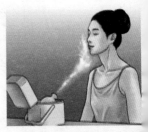

干性皮肤可选用蒸汽洁面

要超过两次，且最好以清水洗脸，尽量避免使用洗面皂。洗完脸后应选用含有透明质酸和植物精华等保湿配方的滋润型乳液。干性皮肤随着角质层水分的减少，皮肤易出现细小的裂痕，在给皮肤补水的同时还要适当补充油分，高度补水又不油腻的面霜也是不错的选择。

2. 油性皮肤

许多人认为油性皮肤不会有干燥的问题，其实不然。这样的皮肤即使有天然丰沛的油脂保护，也可能留不住水分，从而导致皮肤干燥和老化。因此，对于这种缺水不缺油的皮肤，彻底地清洁和保湿是延缓衰老最重要的步骤。选择保湿护肤品时，最好挑选质地清爽、不含油脂，同时兼具高度保湿效果的产品。使用亲水性强的控油乳液、保湿凝露，配合喷洒矿泉水或化妆水，水分不易蒸发，

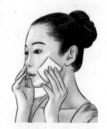

油性皮肤须彻底清洁和保湿

能保持长时间滋润，同时，也不会给油性的皮肤造成负担。

3. 混合性皮肤

对于混合性的皮肤，由于出现局部出油而又经常干燥脱皮的现象，除了保湿乳液外，保湿面膜也是必不可少的。最好每周使用保湿面膜敷一次脸，或是用化妆棉蘸化妆水，直接敷在干燥部位来保湿。

混合性皮肤最好每周使用保湿面膜敷一次脸

4. 中性皮肤

中性皮肤既不干也不油，肤质细腻，恰到好处，只需选择一些与皮肤 pH 值相近的保湿护肤品，配合喷洒适度的脸部矿泉水。尽量不要在晚上睡前使用太过滋润的晚霜，以防止过多的油脂阻塞皮肤的正常呼吸而导致皮肤早衰。

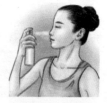

中性皮肤可适度向脸部喷水保湿

～ 享受牛奶盛宴，拥有牛奶般的肤质 ～

虽然大家都觉得过期的牛奶扔掉太可惜，但很少有人知道过期牛奶会产生乳酸，可以软化角质，是既经济又有效的护肤佳品。当然，如果牛奶已经结块就不要再使用了。

《本草纲目》中有牛奶可以治反胃热、补益劳损、润大肠、治气痢、除黄疸的记载。对于女人而言，牛奶则可以润泽肌肤、增加皮肤弹性、缓解皮肤干燥。在干燥的秋季，给皮肤做做牛奶保养，效果一定很好。

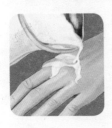

手部牛奶浴

手是女人的第二张脸。秋季里除了使用护手霜外，用牛奶洗手也会使双手滋润起来。尤其在忙完家务后双手会变得粗糙、油腻，而牛奶不但能除去油腻，还能滋养手部肌肤。

我们知道，秋季眼部皮肤是很容易松弛和出现皱纹的，尤其是在熬夜后，眼部疲劳、水肿、黑眼圈等问题都来了。不要发愁，用适量牛奶和醋加开水调匀，然后在眼皮上反复轻按 3~5 分钟，再以热毛巾敷片刻就可以缓解眼部疲劳，能瞬时消除眼部水肿。

最后为各位朋友推荐一道牛奶大枣补血养颜汤。先准备牛奶 500 毫升、大枣 25 克、大米 100 克。然后先将大米与大枣同煮成粥，再加入牛奶，烧开即可服用。

水果护肤，让肌肤告别秋燥

秋季干燥的气候让美女们损失了大量的津液，肌肤缺水成了大问题。为此，有的美女不惜"重金"购买昂贵的护肤品，其实，这大可不必。因为秋天是水果大丰收的季节，有很多利于肌肤补水的水果，如苹果、梨、柑橘，等等，我们完全可以一边吃美味的水果，一边完成补水的美容功课。

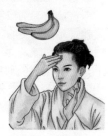

用捣烂的香蕉敷脸也是很好的护肤手段

对抗秋季干燥不光靠吃，还可以把这些水果捣烂或榨汁后敷在脸上，这样内外兼养，享了口服，也美了容颜，两全其美。

将一个苹果去皮捣烂，加一茶匙蜂蜜，再加少许普通乳霜，敷于洗干净的脸上，20分钟后用温水洗净，再用冷水冲洗一下，然后涂上适合自己的面霜。这个方法很适合皮肤干燥的女性。

另外，用捣烂的香蕉敷脸，也能柔化干性皮肤。过20分钟后用温水洗干净，涂上面霜，方便快捷。

对于油性皮肤的女性来说，可将榨好的柠檬汁加少许温水，用来擦脸，这有助于去除脸上死掉的细胞。

其他一些水果也有独特的护肤作用：西柚汁对毛孔过大有收敛作用；橙比柠檬温和，对中性肤质特别适合。姐妹们可根据自己肌肤的情况选择适合自己的水果。

❀❀❀ 金秋润唇有方，绽放甜美微笑 ❀❀❀

健康红润的双唇是女人特有的标签。大嘴美女舒淇就是用那双美丽的红唇倾倒了大众，微微一笑，倾国倾城，这就是女人"唇"情的魅力。可是，秋天到了，一些小小的瑕疵就会破坏这道"唇"情的风景，干裂、脱皮的嘴唇会让最甜美的微笑变得干涩。

所以，女人们应该在秋天好好呵护自己的双唇，绽放最灿烂的笑容。

事实上，嘴唇表面其实不算皮肤，它只是一层黏膜，表皮非常薄，其中的黑色素含量很少，因此干燥、低温、冷风的环境都会损伤到嘴唇。尤其是空气干燥、气温低的时候，特有的干风甚至很容易使得唇上翘起"干皮"。因为嘴唇如此娇弱，所以我们更要特别地呵护它。

下面，我们就具体介绍几种呵护双唇的方法：

1. 去唇面干皮

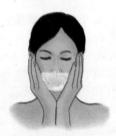

第一步：把毛巾用热水沾湿后，轻轻敷在双唇上约 2 分钟。此步骤用来软化唇面的干皮。注意水温不可过烫，以免让嘴唇受伤。

第二步：用儿童型软毛牙刷刷掉死皮。顺着皮肤纹理的方向, 动作要轻柔。这一步可以去除大范围的死皮。

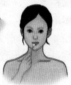

第三步：把卫生棉签沾湿温水, 在唇面上滚动, 去除残留的细微部分的死皮。

2. 自制唇膜给你深层滋润

唇膜可以为你的嘴唇补水, 也能起到营养滋润的作用, 就像面膜一样。唇部发干、脱皮严重时, 可以每星期做 2 ~ 3 次, 滋润效果可是立竿见影哦。

第一步：彻底卸唇妆, 去干皮。
第二步：将双唇热敷 5 分钟。
第三步：涂抹含有维生素 E 的护唇油。
第四步：把一块保鲜膜剪成可以覆盖嘴唇的大小, 然后将双唇包裹起来, 敷约 10 分钟的时间。可以使得护唇油上的精华被嘴唇彻底吸收。

3. 唇部上妆之前先涂抹护唇膏

彩妆对唇部的娇嫩肌肤是有伤害的, 但为了明艳动人的双唇, 女人们又难以舍弃璀璨的唇彩产品, 所以要尽量把对唇部的伤害减至最小。在涂抹口红, 或者唇彩之前, 先涂抹一层含有滋润、抗皱成分的护唇膏, 这就像为双唇加了一层保护膜, 阻隔了外来的直接伤害。

肌肤暗淡，紫色食物来帮忙

有的美眉不爱长痘痘，不爱长斑，偏偏脸色总是灰灰的，整个人看上去也很没精神，只能靠化妆来掩盖。其实，肌肤暗淡多是身体内部的问题，要解决这个问题，也要从内部入手，比如多吃一些紫色的食物。

紫色蔬果中含有特别的物质——花青素，具备很强的抗氧化能力，经常食用不仅可以延缓衰老，养颜美容，还可以预防高血压、减缓肝功能障碍、改善视力、预防眼部疲劳等。具体来说，紫色食物主要具备以下优点：

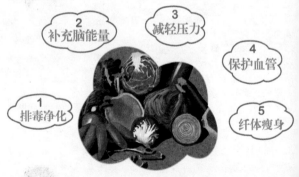

2 补充脑能量

3 减轻压力

4 保护血管

1 排毒净化

5 纤体瘦身

可以用来养颜的紫色食物有很多，如紫葡萄美颜护肤，食用时可以连子一起吃下，用紫葡萄酿制的葡萄酒能暖腰肾，驻颜色；茄子性寒凉，夏天食用有助于清热解暑。

"三千烦恼丝"，秀发问题全攻略

对于一个合格的美女来说，不仅要身材好、容颜美丽，还要有一头漂亮的头发。但是，"三千烦恼丝"，问题也是一大把，油腻、头屑、烫染损伤……这些头发的问题真是无穷无尽。不过，再复杂的问题总有解决之道，让我们"从头开始"，各个击破。

1. 头发油腻

（1）经常洗头。秋冬季节可以隔天一洗，出汗较多的夏季要坚持天天洗头。

（2）饮食上注意减少吃油腻食品，尽量多吃一点水果和蔬菜，而且要比一般人多喝水。

2. 头皮屑

（1）陈醋去头屑：用陈醋洗头后再用清水洗干净，坚持数次即可除头屑。

（2）洋葱去头屑：将一个捣烂的洋葱头用干净的纱布包好，用它反复揉擦头皮，使洋葱汁渗入其间，待24小时之后，再用温水洗头，既可止头痒又能去屑，连用几次可见效。

3. 烫染损伤

（1）烫发的护理

洗发用品选择质量较好、碱性低的洗发水，然后用护发素加以养护。每隔一个月最好对头发做一次营养护理。

（2）染发的护理

从染发前1～2周开始，避免使用洗护合一的洗发水，也不要使用毛鳞片修护液、护发剂或润发素。染发前两天，洗头时应尽量避免抓伤头皮，以免染发时色素进入皮肤，带来更大损害。

∽∞∞ 秋季养发，五大方面要做到 ∽∞∞

在秋季日常生活中，我们就要注意头发的保养了。具体可从以下五方面做起：

1. 每天按摩头皮

头皮上有很多经络、穴位和神经末梢，按摩头皮有利于头发的生长。可以在每日的早、晚，用双手手指按摩头皮，从额骨攒竹穴开始按摩，经神庭穴位、前顶穴位到后脑的脑户穴位，手指各按摩数十次，直至皮肤感到微微发热、发麻为止。

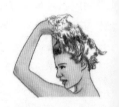

2. 千万不要像搓衣服一样洗头发

日常生活中，我们可以发现很多长发女性像洗衣服一样洗头发，殊不知，这样洗发后头发会绞结成一团，不用护发素根本无法理顺。而且，像洗衣服一般扭搓揉洗的手法，很容易使头发绞结、摩擦而受损，甚至在拉扯中扯断发丝。

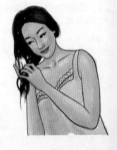

正确的洗发步骤是：洗发前先用宽齿梳将头发梳开、理顺，用温水从头皮往下冲洗头发，洗发水挤在手心中，揉出泡沫后均匀抹在头发上，然后用十指指肚轻柔地按摩头皮几分钟，再用手指轻轻捋发丝，不要将头发盘起来或搓成一团，保持发丝垂顺。

3. 头发还是水洗的好

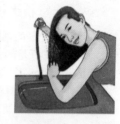

干洗头发是发廊流行的洗头方式，直接将洗发产品挤在头发上，然后喷少许水揉出泡沫，按摩十几分钟后冲洗掉。很多人觉得这样既享受舒服，又能洗得更干净，这种想法和做法是大错特错的。干燥的头发有极强的吸水性，直接使用洗发剂会使其表面活性剂渗入发质，而这一活性剂只经过一两次简单的冲洗是不可能去除干净的，它们残留在头发中，反而会破坏头发角蛋白，使头发失去光泽。

4. 护发素要正确涂抹

发梢才是最易受损，需加强保护的部位，使用护发素时，应先涂抹在发梢处，然后逐渐向上均匀涂抹。

5. 把头发散开，让它也休息休息

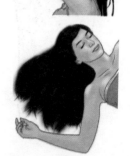

人工作了一天，晚上要睡觉休息，头发也一样，扎了一整天，晚上一定要散开来，尤其春天是生发的季节，不管是晚上还是白天，都不要把头发扎成马尾辫，而是要让它散开，这样才能让它的生发之机起来。

217

～ 上一堂秋天护足课，让你举步生春 ～

受秋季气候的影响，足部很容易干燥、裂口、长茧，如何保护好足部，让自己举步生春呢？

足部干裂、长茧，其原因是秋季汗腺分泌减少，皮肤干燥，同时由于角质层增厚，失去弹性，再加上外力牵扯、挤压，所以形成裂缝。因此双足护理重在预防。

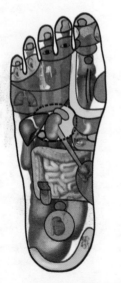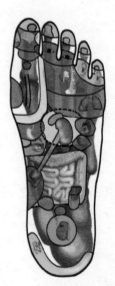

足部反射区对应图

在日常洗足时，特别在天气寒冷的季节，不要用太多的碱性强的肥皂和药皂。可常用热水泡足，较简易的保健泡脚法是用花椒煎汤泡洗，它不仅祛除里寒，而且扶助阳气。在杀菌、消毒、止痛、止痒、消肿方面效果理想。

还可用消毒好的刀片削去容易发生裂隙部位的粗糙皮肤，再涂上凡士林、植物油或润肤霜等。也可口服维生素 A、维生素 E 以及多食新鲜蔬菜、水果等。

最后，为大家总结一下秋季护足的六个步骤：

第一步，检查脚趾关节是否长硬茧，趾甲周围有无起皮或倒刺。

第二步，双足在倒入足浴露的温热水中浸泡 10 分钟，擦干后按摩脚趾。

第三步，充分按摩脚面，脚两侧，并用大拇指按压足底。

第四步，易干裂的脚后跟是应重点护理的部位，反复按摩，使血液更流畅。

第五步，选择保湿效果好的滋润护脚霜，均匀涂于脚部，不要遗忘细小的地方。

第六步，在脚后跟多涂抹些保湿类的护足霜，这里应给予特别的滋润。

纤纤玉手，你需要这样呵护

手是人的第二张脸，拥有一双美丽的手，对女性来说是相当重要的。尤其是初次见面与人握手时，如果自己的双手非常漂亮，不但可以显现出魅力，还能给对方以美的享受。而在秋天，由于气候干燥等原因，我们更要对其进行格外呵护。

羊乳自古就被视为极佳的营养补品，现代医学研究证明它还是美容的佳品。《本草纲目》说羊乳可益五脏、补劳损、养心肺、利皮肤，所以，女性朋友可以多喝些羊奶。另外，《本草纲目》里说牛奶有"返老还童"之功效。我们可以在喝完牛奶或酸奶后，将剩在包装里的奶抹到手上，约15分钟后用温水洗净双手，这时你会发现双手嫩滑无比。另外，还可以取鸡蛋清，加入适量牛奶、蜂蜜调和均匀后敷在手上，15分钟左右洗净双手，再抹护手霜。每星期做一次，有祛皱、

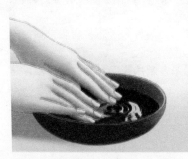

坚持用淘米水洗手，可收到意想不到的好效果。煮饭时将淘米水贮存起来，临睡前用淘米水浸泡双手几分钟，再用温水洗净、擦干，涂上护手霜即可。

美白的功效。

如果你想让自己的手变得柔嫩健美，可以这样做：用温肥皂水洗手，擦干后浸入温热盐水中约 5 分钟，擦干后再浸入温热的橄榄油中，慢揉 5 分钟，再用肥皂水洗净，接着再涂上榛子油或熟猪油。过 10 ~ 12 小时后，双手会变得柔软细嫩。

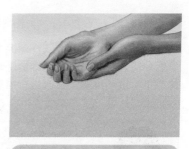

拥有一双美丽的手，对女性来说非常重要。

女性在秋冬季节应选用多脂香皂洗手。很多人夏天喜欢使用洗手液，但秋冬季节应尽量使用多脂性香皂或是含有油性的洗面奶洗手，洗手后用清洁的毛巾擦干，涂上护手霜。有时间可以轻轻按摩手部让护手霜更好地吸收。

利用周末做一做手部特殊护理，是养护纤纤玉手的好方法。可以选择晚上睡觉前，将双手放在热水中浸泡 20 分钟，然后进行 10 ~ 20 分钟的手部按摩。这样做能加速血液循环，促进皮脂腺分泌。再将润手霜或乳液放在微波炉内，用低度微微加热，涂在双手上，戴上薄棉手套睡觉。这样坚持下去，手部就不会干裂，而且会长期保持滋润的感觉。

∽∽ 三种按摩术，养出秋季好心情 ∽∽

进入秋季以后，天气逐渐凉爽干燥，这样的气候虽然会使人有秋高气爽的舒适感觉，但干燥也会对人体产生一定的危害。在家进行简单的自我按摩，能有效防止"秋燥"对人的侵害。

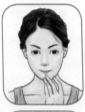

第一种，压揉承浆穴。

承浆穴在下唇凹陷处，以食指用力压揉，口腔内会涌出津液。糖尿病患者用力压揉此处10余次，口渴感即可消失，在不缺水的情况下，可不必反复饮水。

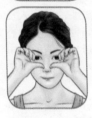

第二种，按摩鼻部。

中医认为，肺开窍于鼻。不少人鼻黏膜对冷空气异常敏感，秋天冷风一吹，就会伤风感冒，经久难愈。所以在初秋的时候，我们就应坚持用冷水洗脸，并按摩鼻部，有助于养肺。

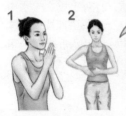

第三种，揉腹排便。

按摩是一种简单易行的通便方法，这种方法可在晚上睡觉前或清晨起床前进行。具体操作方法是：先将两手掌心摩擦至热，然后两手叠放在右下腹部，按顺时针方向按摩，共按摩30圈。

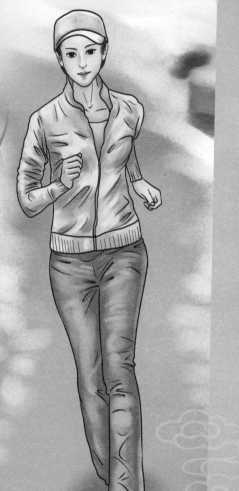

养精蓄锐，为生命银行增加储蓄

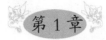

立冬到大寒，冬天送来的六份厚礼

走过生机勃勃的春天，熬过酷热难耐的盛夏，经过凉风瑟瑟的金秋，我们的身体消耗了大量的元气，迫切需要固本培元。而冬季的六个节气，正是大自然送给人们养阳敛阴，休养生息的好时节。从立冬到大寒，每个节气都有寒冷干燥的气候，但是他们又各有不同。所以，我们养生必须区别对待每一个节气，通过选择合适的食物和运动等最好的方式，来好好接纳大自然送给我们的这六份厚礼。

万物收藏梅开红，立冬最宜补身体

每年的 11 月 8 日前后是立冬，这是冬季的第一个节气。在民间，立冬是进补的好时节，认为只有这样才足够抵御严冬的寒冷。

中医学认为，立冬到来时阳气潜藏，阴气盛极，草木凋零，蛰虫伏藏，万物活动趋向休止，以冬眠状态，养精蓄锐，为来春生机勃发做准备。人类虽然不冬眠，但到了冬季人体阳气潜藏，在养生方面也应注意补肾藏精，中医就有"冬不藏精，春必病温"之说，意思是冬天如果不好好养精蓄锐，来年春天就会疾病缠身。

经常晒太阳对人体也有很多益处,特别是冬季,大自然处于阴盛阳衰状态,人体内部也不例外,所以在冬天常晒太阳,能起到壮人阳气、温通经脉的作用。

在饮食方面,冬季也是进补的最好季节,民间有"冬天进补,开春打虎"的谚语。要少食生冷,有的放矢地食用一些滋阴潜阳、热量较高的膳食为宜,同时也要多吃新鲜蔬菜以避免维生素的缺乏,例如牛羊肉、乌鸡、鲫鱼,多饮豆浆、牛奶,多吃萝卜、青菜、豆腐、木耳等。

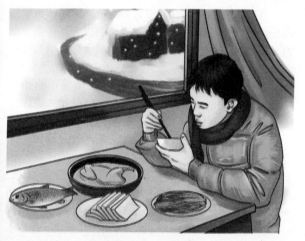

立冬最适合补身体

∽∽ 保暖增温雪初降，小雪要有好心情 ∽∽

每年的 11 月 22 日或 23 日是二十四节气中的小雪节气。小雪是指初冬，北方开始出现降雪，但还不到大雪纷飞的程度。小雪过后是制作腊肉的最好时节。

小雪前后，天气经常是阴冷晦暗的。一些容易受天气影响的人就会觉得郁闷烦躁，特别是本身就患有抑郁症的人还可能会加重病情。所以在这个节气要着重调养心情，保持开朗豁达，尽量少受天气的影响。也可以多参与一些户外活动、在晴朗的时候多晒太阳以增强体质，预防疾病。

冬季天气寒冷，在饮食方面应适当多吃些热量较高的食物，提高碳水化合物及脂肪的摄入量。全麦面包、稀粥、糕点、苏打饼干等均属碳水化合物，这些食物的摄入既有助于御寒，其中所含的微量矿物质硒还可以振奋精神。要注意增加维生素的供给，多吃萝卜、胡萝卜、辣椒、土豆、菠菜等蔬菜；以及柑橘、苹果、香蕉等水果。动物肝、瘦肉、鲜鱼、蛋类、豆类等食品也可以保证身体对维生素 A、维生素 B_1、维生素 B_2 等的需要。

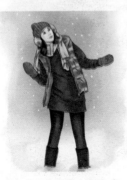

小雪不妨做做户外活动

朔风怒吼飞瑞雪，大雪就要综合调养

每年的 12 月 7 日前后是二十四节气中的大雪。大雪，顾名思义，就是说此时已经到了雪花漫天飞舞的时节，民间有"瑞雪兆丰年"之说，可见大雪节气的到来，预示着来年能否丰收。

关于大雪节气的养生，从中医的角度来看，此时已到了"进补"的大好时节。这里的进补并不是一般狭义理解上的随便吃些营养价值高的食品，或者用点壮阳的补药。进补其实是养生学的一个分支内容，具体来说是要通过养精神、调饮食、练形体、慎房事、适温寒等综合调养达到强身健体益寿的目的。

但是进补要有讲究，首先要注意适度原则，不可太过，不可不及。如若稍有劳作则怕耗气伤神，稍有寒暑之异便闭门不出，食之唯恐肥甘厚腻而节食少餐，这样不仅无异于补养，甚至会损害健康。所以，即使是补养也要注意动静结合、劳逸结合、补泻结合、形神共养，不可失之偏颇。

此外，大雪节气的养生还要注意以下几个方面：

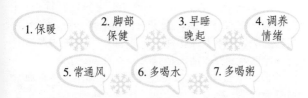

1. 保暖　　2. 脚部保健　　3. 早睡晚起　　4. 调养情绪

5. 常通风　　6. 多喝水　　7. 多喝粥

❀ 日短阳生炉火旺，冬至保养要全面 ❀

每年的 12 月 22 日左右是二十四节气中的冬至，这是一个很重要的节气。冬至这一天的白天是一年中最短的一天，过了冬至后，白天的时间逐渐变长，夜晚逐渐变短，俗话说：吃了冬至饭，一天长一线。冬至的到来是阴气盛极而衰、阳气开始萌芽的时候。早在汉代曾把冬至作为公定节日，文武百官皆可放假一天。在我国台湾则有"冬至过大年"的说法，他们把这一天看得跟过年一样重要。冬至之受重视，由此可见一斑。

首先要做到静神少虑、畅达乐观、讲究生活情趣，适当进行锻炼，防止过度劳累。精神调养不论在任何节气都是养生的重点，拥有一个好的心态对于保持身体健康是很有益处的。

其次是节欲保精。每个人都应根据自身实际情况节制房事，不可因房事过度，劳倦内伤，损伤肾气。因为肾为先天之本，肾精充足，五脏六腑皆旺，抗病能力强，身体健壮则人能长寿；反之，肾精匮乏，则五脏虚衰，多病早夭。孙思邈在《千金要方》中曾经提出："人年二十者，四日一泄；三十者，八日一泄；四十者，十六日一泄；五十者，二十日一泄；六十者闭精勿泄，若体力犹壮者，一月一泄。"这说明严格而有规律地节制性生活，是健康长寿的必要保证。

最后是饮食调养。按照传统中医理论，滋补通常可分为四类：即补气、补血、补阴、补阳。

✿✿ 冷风寒气冰天地，小寒更要合理锻炼 ✿✿

每年的 1 月 5 日前后是小寒节气。民间有句谚语：小寒大寒，冷成冰团。小寒表示寒冷的程度，从字面上理解，大寒冷于小寒，但在气象记录中，小寒却比大寒冷，可以说是全年二十四节气中最冷的节气。

俗话说"冬练三九"，小寒正处于三九天，是一年中天气最冷的时候，所以此时正是人们加强锻炼、提高身体素质的大好时节。但此时的锻炼也要讲究方式、方法。

首先，锻炼之前应做好充分的准备活动。因为冬天气温低，体表血管遇冷收缩，血流缓慢，肌肉的黏滞性增高，韧带的弹性和关节的灵活性降低，如准备活动不充分易发生运动损伤。

其次，冬季运动过程中，宜采取鼻吸口呼的呼吸方式。吸气时用鼻是因为鼻腔黏膜有血管和分泌液，能对吸进来的空气起到加温和过滤作用，抵挡住空

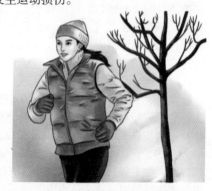

寒冬天气慢跑几圈好处很多

气里的灰尘和细菌，对呼吸道起保护作用。随着运动量的增大，只靠鼻吸气感到憋闷时，可用口帮助吸气，口宜半张，舌头卷起抵住上腭，让空气从牙缝中出入。

最后，若遇到大风、大雾等天气，则不适宜进行露天锻炼。而且，老年人在冬天不应起得过早，最好在日出后出门锻炼。锻炼时的衣着，既要保暖防冻，又要轻便舒适，有利于活动。最初活动时由于气温较低，应多穿些衣服，待做些准备活动，身体暖和后，再脱掉厚重的衣物进行锻炼。锻炼后要及时加穿衣服，避免寒邪入侵。

寒冷的冬天有一种简单的健身方法——搓手。搓手的做法很容易：双手抱拳，从虎口接合，捏紧，再移动双手转动，在转动过程中使手的各部分互相摩擦。搓手的时间没有限制，时间稍长，两只手都会感到暖暖的。经常搓手，可以预防冻疮的发生，使手指更加灵活自如，同时对大脑也有一定的保健作用；对于经常待在室内的人，经常搓手，还能促进血液循环和新陈代谢，预防感冒。

此外，在严冬季节，人们经常一进屋就把冻僵的手脚放到取暖器旁边烤，或插入热水中取暖。其实这样对手脚皮肤保健非常不利，日后很容易生冻疮。正确的方法是在距取暖器不远的地方，将裸露的手脚互相搓擦，使手脚的温度自然回升，待皮肤表面变红时，再移到取暖器旁或放入热水中取暖。

银装素裹蜡梅飘，大寒养生宜温补防寒

　　每年的 1 月 20 日左右是大寒，这是一年中的最后一个节气，在气象记录中虽不像大雪到冬至、小寒期间那样酷冷，但仍处于寒冷时期。大寒过后，特别是在农村，人们便开始忙着除旧布新，腌制年肴，准备年货。

　　大寒期间有一个对于北方人非常重要的日子——腊八，即阴历十二月初八。在这一天，人们用五谷杂粮加上花生、栗子、红枣、莲子等熬成一锅香甜美味的腊八粥。民间又把腊八节叫小年，意指其为春节的序幕，以这天为开始，人们就准备过年了。总之，大寒是二十四节气之尾，也是冬季即将结束之季，大地回春的迹象已经隐约可见。

　　关于大寒节气的养生，依然要以温补为主，这是

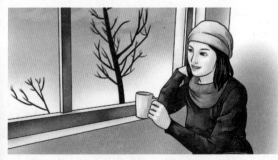

大寒时天气还较冷，衣着要注意保暖

年尾调养身体的重要时刻，以养精蓄锐迎接新的一年。大寒虽然已经不像小寒那样酷寒，但天气还是比较寒冷，所以在衣着上还是要注意保暖，早晚天气较冷时尽量减少在户外的时间。

饮食仍然是温补的重要途径，不妨多吃红色蔬果及辛温食物，如红辣椒、红枣、胡萝卜、樱桃、红色甜椒、红苹果等蔬果能为人体增加热能，使体温升高，多吃还能抵抗感冒病毒，加速康复，是冬季的首选食物。此外，一些辛温食物如紫苏叶、生姜、青葱、洋葱、花椒、桂皮等，也对风寒感冒具有显著的食疗功效。

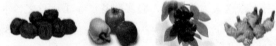

大寒要多吃红色蔬果及辛温食物

一些根茎类食物，如芋头、番薯、山药、马铃薯、南瓜等具有丰富的淀粉及多种维生素、矿物质，也可快速提升人体的抗寒能力。

若无尿酸高、肾脏病、糖尿病、高血压等疾病，可在大寒之时喝一点酒，如米酒、葡萄酒等，有助于气血循环，睡前小酌 1 杯，更能提高睡眠质量。

冬末气候寒冷干燥，许多人还容易出现嘴唇干裂、口角炎等问题，这主要是缺乏维生素 B_2 所致，可多食酸乳酪、花粉、酵母粉等，症状很快就会有所改善。

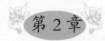

第 2 章

冬季养好肾，健康根基才牢固

> 现代生活节奏日益加快，越来越多的人感到体力透支、精力日下。其中很大程度上是因为人们没有好好照顾自己的肾，致使肾虚，肾作为先天之本，生命之根。如今越来越多的人认识到补肾的重要性，补肾能使男人更健壮，使女人更美丽。人体衰老与寿命的长和短在很大程度上取决于肾气的强弱，冬属水，其气寒，主藏。故冬天宜养精气为先，对性生活有节制，以益长寿。如何才能在冬季保养好自己的肾呢？食补为重。好好在冬季滋补自己的肾吧！

避咸忌寒养好肾，唱响冬季健康歌

冬天气候寒冷，万物肃杀，是寒冷当令季节。中医古籍《黄帝内经》云："冬者，天地闭藏，水冰地坼。"其性寒冷，寒与肾相应，最易耗伤肾的阳气。保养宜以抗寒为中心，重在补肾，以闭藏为主导，以温补为大法。

肾，俗称"腰子"，作为人体一个重要的器官，是人体赖以调节有关神经、内分泌免疫等系统的物质基础。肾是人体调节中心，人体的生命之源，主管着生长发育，衰老死亡的全过程。它对人体的意义非凡，具体功能如下所示：

肾藏精，主生长发育和生殖

《内经·上古天真论》云："女子……七七，任脉虚，太冲脉衰少，天癸竭，地道不通，故形坏而无子也。丈夫八岁，肾气实，发长齿更……五八，肾气衰，发堕齿槁……而天地之精气皆竭矣。"在整个生命过程中的生、长、壮、老的各个阶段，其生理状态的不同，决定于肾中精气的盛衰。故《素问》说："肾者主蛰，封藏之本，精之处也。"因此，平素应注意维护肾中精气的充盛，维护机体的健康状态。

肾主纳气，与肺司呼吸的功能相辅相成

《医碥》中记载："气根于肾，亦归于肾，故曰肾纳气，其息深深。"《类证治裁·喘证》中说："肺为气之主，肾为气之根。肺主出气，肾主纳气，阴阳相交，呼吸乃和。若出纳升降失常，斯喘作矣。"肾的纳气功能正常，则呼吸均匀和调；如果肾不纳气，则会出现动辄气喘，呼吸浅表，呼多吸少的病象。冬季是呼吸系统疾病高发季节，养肾有助于肺气呼吸，应预防此类疾病。

肾主骨

《素问·痿论》说："肾主身之骨髓"。《病机沙篆》指出："血之源在于肾。"《侣山堂类辨》认为："肾为水脏，主藏精而化血"。这里髓包括骨髓、脊髓、脑髓。老年人常发生骨质疏松，就与肾虚、骨骼失养有关。中医认为血液的生成，其物质基础是"精"和"气"，精包括水谷精微和肾精，气是指自然之清气。慢性肾衰患者常出现肾性贫血，就与肾虚密切相关。

肾主管水液代谢

肾主管水液代谢。《素问·逆调论》："肾者水脏，主津液。"
这里的津液主要指水液。《医宗必读·水肿胀满论》说："肾
水主五液，凡五气所化之液，悉属于肾。"中医学认为人体
水液代谢主要与肺、脾、肾有关，其中肾为最关键。肾虚，
气化作用失常，可出现遗尿、小便失禁、夜尿增多、尿少、
水肿等症状。尤其是慢性肾脏病的发生发展与肾密切相关。

既然肾对人体的作用如此重要，那我们冬季应该
怎么养护它呢？

下面就介绍几个中医治疗肾衰的食疗方：

1. 参枣汤

人参（或西洋参）功能益气健脾，红枣功
能健脾和胃，以人参6克加红枣6枚，共
煮内服。对慢性肾功能不全病人贫血者，
有提高血红蛋白作用。

参枣汤

2. 桑葚蜜膏

桑葚有养血补肾作用，蜂蜜可润燥养血，
以鲜桑葚100克（或干品500克），浓煎，
加蜂蜜250克收膏，用于慢性肾功能不全
肾阴不足、失眠烦躁者。

桑葚蜜膏

3. 五汁饮

鲜藕功能清热凉血、鲜梨功能清心润肺化
痰，鲜生地功能清热凉血，生甘蔗功能助
脾健胃，以上诸品各500克，切碎，以消
毒纱布拧汁，用于慢性肾功能不全病人有鼻
出血者，分2~3次服完。

五汁饮

板栗，男人的"肾之果"

板栗又称毛栗、栗子等，性甘糯爽口、营养丰富，素有"干果之王"的美誉。在国外，它还被称为"人参果"。它对人体有着很强的滋补功能，可与人参、黄芪、当归等媲美，故又被称为"肾之果"。

中医认为，栗子能养胃健脾，壮腰补肾，活血止血。历代著名中医都认为栗子味甘，性温，无毒，入脾、胃、肾三经，功能为补脾健肾、补肾强筋、活血止血，适用于脾胃虚寒引起的慢性腹泻，肾虚所致的腰膝酸软、腰肢不遂、小便频数以及金疮等症。因而，肾虚者不妨多吃栗子。

但是板栗的吃法也有讲究。我国民间用板栗补养、治病的方法很多，但多数人都是熟吃，殊不知，生食板栗补肾的效果更好。

唐宋八大家之一的苏辙，有首诗中写道："老去自添腰腿病，山翁服栗旧传方，客来为说晨兴晚，三咽徐妆白玉浆。"其中所提到的"服栗旧传方"就是指把新鲜的栗子放在口中细细咀嚼，直到满口白浆，然后再一次又一次地慢慢吞咽下去。这也正是食栗补肾的科学方法。

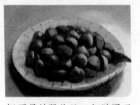

板栗是补肾佳品，但脾胃不好的人生食不宜超过5枚。栗子富含柔软的膳食纤维，血糖指数比米饭低，只要加工烹调中没有加入糖，糖尿病人也可适量品尝

∽◎ 常食"黑五类"，肾脏安康底气足 ◎∽

虽然大家都向往皮肤越白越好，但营养学家却推荐，吃的食物越黑越健康。祖国的传统中医学，把不同颜色的食物或药物归属于人体的五脏：红色入心，青色入肝，黄色入脾，白色入肺，黑色入肾。所以，多吃黑色食物可以对肾起到很好的滋养和呵护作用。

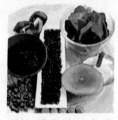

"黑五类"个个都是养肾的"好手"，如果这五种食物一起熬粥，更是难得的养肾佳品

黑色食物一般含有丰富的微量元素和维生素，如我们平时说的"黑五类"，包括黑米、黑豆、黑芝麻、黑枣、核桃，就是最典型的代表。米中的珍品——黑米，也被称为"黑珍珠"，含有丰富的蛋白质、氨基酸以及铁、钙、锰、锌等微量元素，有开胃益中、滑涩补精、健脾暖肝、舒筋活血等功效；豆被古人誉为肾之谷，黑豆味甘性平，不仅形状像肾，还有补肾强身、活血利水、解毒、润肤的功效，特别适合肾虚患者；有"营养仓库"之称的黑枣性温味甘，有补中益气、补肾养胃补血的功能；核桃则有补肾固精、利尿消石、润肠通便、温肺定喘的作用，常用于肾虚腰痛、尿路结石等症；黑芝麻性平味甘，有补肝肾，润五脏的作用，对因肝肾精血不足引起的眩晕、白发、脱发、腰膝酸软、肠燥便秘等有较好的食疗保健作用。

～⊕～ 手脚冰凉，冬天要好好补肾了 ～⊕～

一到冬天，许多人白天手脚冰凉，穿得再厚身上都暖和不起来；晚上睡觉，被子盖得比别人多，被窝却通宵冷冰冰的。这种怕冷的感觉让人一整个冬天都显得缩手缩脚，感冒不断，老病也易复发和加重。中医认为，怕冷是由于体内阳气虚弱所致，其实说白了就是肾虚。

人体肾阴、肾阳是相互依存、相互制约的，不是一成不变

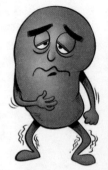

肾虚会导致手脚冰凉

的。到了冬天过度怕冷说明身体当中阳气不足，也就是我们说的肾阳不足。造成肾阳不足的原因首先是脾虚，脾气虚弱之后，消化食物的功能必定降低，我们体内没有足够的食物运化之血来滋养五脏六腑，致使肢体末端血流不畅、血运不足、失其温运，导致手脚冰冷。

要改善脾、胃功能，首先要补足肾阳。肾阳不足，人体就像没有汽油的汽车一样，无论外观怎样，也不能发挥功能。肾的阴阳是会变化的，病人不能根据一种症状断言是肾阴虚还是肾阳虚，所以在治疗和调节中很容易把肾阳虚当肾阴虚来治疗，或是把肾阴虚当成肾阳虚治疗，结果越治症状越严重。

中医认为，要治疗手脚冰凉，主要在于疏通经络、活血化瘀、改善血液循环和新陈代谢。如果经常按摩涌泉、劳宫、气冲、肾俞四穴，往往能起到较好的疗效。

另外，食疗对于改善阳气虚弱的状况也能起到一定作用。如常用的大枣红糖汤（大枣10个、生姜5片、红糖适量，每晚煎茶喝）对改善手脚冰凉的疗效颇佳。冬季手脚冰凉，还可适当吃些羊肉、狗肉等，暖中补虚、开胃健脾、益肾养肝、御寒去湿，同时也要做好身体的保暖工作。

揉搓涌泉穴：涌泉穴位于脚心部，用手掌快速揉搓，直到有热感为佳，每天早晚揉搓涌泉穴100下，接着揉搓各脚趾100下。中医学认为，人体诸多经脉都汇集于足底，与全身各脏腑、组织、器官都有密切关系。尤其是刺激涌泉穴，有益于补肾壮阳、强筋壮骨。坚持揉搓此穴会促使手脚冰凉症状减轻。

揉搓劳宫穴：劳宫穴位于手心部。一手握拳，揉搓另一只手的手心部，直到感到手心微热，再换另一只手，交替进行。

按揉气冲穴：气冲穴位于大腿根里侧，此穴下边有一根动脉。先按揉气冲穴，后按揉动脉，一松一按，交替进行，一直按揉到腿脚有热气下流的感觉为佳。

按揉、拍打肾俞穴：肾俞穴位于两边腰眼，轻轻用力，两边各拍打100余次。

∽ 没事练几招，巩固肾气、强筋壮骨 ∽

中医认为，适宜的运动能改善体质，强壮筋骨，活跃思维，有利于营养物质的消化和吸收，从而使肾气得到巩固。因此，保护肾气就要适当地运动。以下专为肾虚患者介绍几种运动：

1. 缩肛功

平卧或直立，全身放松，自然呼吸。呼气时，做排便时的缩肛动作，吸气时放松，反复进行 30 次左右。早晚均可进行。本功能提高盆腔周围的血液循环，促进性器官的康复，对防治肾气不足引起的阳痿早泄、女性性欲低下有较好的功效。

2. 刺激脚心

经常按摩涌泉穴，可益精补肾。按摩脚心对大脑皮层能够产生良性刺激，调节中枢神经的兴奋与抑制过程，对治疗神经衰弱有良好的作用。方法是：两手掌对搓热后，以左手擦右脚心，以右手擦左脚心。每日早晚各 1 次，每次搓 300 下。

3. 强肾操

两足平行，足距同肩宽，目视前端。两臂自然下垂，两掌贴于裤缝，手指自然张开。脚跟提起，连续呼吸 9 次不落地。
再吸气，慢慢曲膝下蹲，两手背逐渐转前，虎口对脚踝。手接近地面时，稍用力抓成拳（有抓物之意），吸足气。
憋气，身体逐渐起立，两手下垂，逐渐握紧。
呼气，身体立正，两臂外拧，拳心向前，两肘从两侧挤压软肋，同时身体和脚跟部用力上提，并提肛，呼吸。以上程序可连续做多次。

4. 自我按摩腰部

两手掌对搓至手心热后，分别放至腰部，手掌分别上下按摩腰部，至有热感为止。

☙ 天寒地冻，饮对了最养肾 ❧

补肾的方法也很多，但如果论食补的话，还是喝汤、粥这些饮品比较好，因为这些饮品更容易被身体吸收。下面就为大家介绍几款方便又实用的补肾良方：

1. 人参核桃饮

原料：人参 5 克，核桃肉 3 个。

制法：将人参切片，核桃肉掰成蚕豆大，把两者放入锅中加水适量文火熬煮 1 小时即可。

功效：代茶饮，可长期服用。此饮具有益气固肾的作用，常用于肾气不足而出现的头昏健忘，耳鸣失眠，须发早白，神疲乏力，汗多气短等。

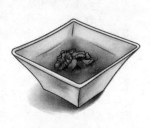

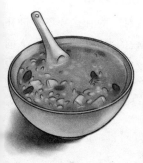

2. 枸杞莲药粥

原料：枸杞子 30 克，莲子 50 克，新鲜山药 100 克，白糖适量。

制法：新鲜山药去皮洗净切片；枸杞子、莲子淘洗干净；将以上三物加清水适量置于文火上煮熬成粥，加糖食用。

功效：每日早晚温服，可长期服用。常喝枸杞莲药粥可补肾健脾，养心安神。此粥适用于脾肾虚弱而致的健忘失眠，心悸气短，神疲乏力等症。

第 3 章

温补一个好身体，寒冬无情食有情

现在的人都知道，好身体是养出来的，其中以食养为根本。俗话说："民以食为天"，在养生中也是以食疗为本。冬季万物萧条，不宜出行，却是进补的大好时机。食物也分寒性热性，冬季自然以热性食物为主。像狗肉、羊肉、萝卜、白菜、腊八粥，都是祖传下来的冬季滋补良品。但是美味却不可贪食，而且在进补的时候要特别注意搭配和禁忌。也不是所有的人都需要补，而且补的时候也要对症进补。

冬季滋补，饮食为先

人们往往习惯于冬季进补，为什么要冬季进补呢？因为冬三月，是养精蓄锐的大好时期，这时人的皮肤肌腠比较致密，汗出较少，摄入的营养物质也容易贮藏起来，况且在冬令季节里，人的食欲也比较旺盛，所以这时是进补的最好时节，冬至以后为相宜。

虽说冬季是进补的大好时机，但到底吃什么最好呢？

　　首先应该注意，对于一般无病而体弱者，冬补还是以"食补"为主，兼有慢性病者，则需食补加药补。有许多食品，为"药食两兼"物品，因此食补和药补并无严格区别，关键在于合理调配，对症施补。

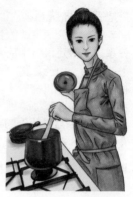

冬季是进补的大好时机

　　而且在进补中要坚守四个原则：

一是多补充热源食物。

　　因为冬季比较寒冷，膳食中应多补充产热营养素，如碳水化合物、脂肪、蛋白质，以提高机体对低温的耐受力。尤其应考虑补充富含蛋白质的食物，如瘦肉、鸡鸭肉、鸡蛋、鱼、牛奶、豆类及其制品等。

二是多补充含蛋氨酸的食物。

　　因为蛋氨酸通过转移作用可提供一系列耐寒适应所必需的甲基。寒冷气候使得人体尿液中肌酸的排出量增多，脂肪代谢加快，而合成肌酸及脂酸、磷脂在线粒体内氧化、释放热量都需要甲基。因此，在冬季应多摄取含蛋氨酸较多的食物，如芝麻、葵花子、酵母、乳制品、叶类蔬菜等。

三是适量补充无机盐。

医学研究表明，人怕冷与饮食中无机盐缺少很有关系。专家建议冬季应多摄取含根茎的蔬菜，如胡萝卜、百合、山药、藕及青菜、大白菜等，因为蔬菜的根茎里所含无机盐较多。钙在人体内含量的多少可直接影响人体的心肌、血管及肌肉的伸缩性和兴奋性，补充钙可提高机体御寒能力。含钙较多的食物有：虾皮、牡蛎、花生、蛤蜊、牛奶等。

四是多吃含维生素 B₂、维生素 A、维生素 C 的食物。

寒冷气候使人体氧化功能加强，机体维生素代谢也发生了明显变化，饮食中要及时补充维生素 B₂（核黄素），以防口角炎、唇炎、舌炎等疾病的发生。维生素 B₂ 主要存在于动物肝脏、鸡蛋、牛奶、豆类等食物中。维生素 A 能增强人体的耐寒力，应多吃些富含维生素 A 的肝脏、胡萝卜、南瓜、白薯等食物。维生素 C 可提高人体对寒冷的适应能力，对血管具有良好的保护作用，应注意摄取新鲜蔬菜和水果。

现在的人们在选择补品的时候往往存在一个误区，那就是越贵重越好，其实不然，因为补品的价值和价格根本不成正比。"药症相符，大黄亦补；药不对症，参茸亦毒。"因此，李时珍认为，药无贵贱，对症即可。

冬食萝卜保健康，不用医生开药方

都说"冬吃萝卜夏吃姜，不劳医生开药方。"这里的萝卜是指大白萝卜。中医认为，冬天阳气向里向内，人的机体容易出现"阳气在里，胃中烦热"的情况，易生痰热，出现咳嗽、哮喘、胃部不适等症状。而白萝卜生吃具有止渴、清内热作用，熟食可消食健脾。随着气温的下降，人们的户外活动减少，热性食物进食较多，比如羊肉等，容易让人体产生内热而引起消化不良。此时多吃白萝卜，也有助于消化。此外，冬吃白萝卜还可保暖防寒，温中健胃。

如果每晚睡觉前吃 30 克白萝卜，不但能消食化积，清热解毒，还可延年益寿。一般情况下，儿童在冬季也应该多吃一些白萝卜。因为多数幼儿感冒时会出现喉干咽痛、反复咳嗽、有痰难吐等上呼吸道感染症状，多吃点白萝卜可滋养咽喉，化痰顺气。

萝卜含有各种水溶性维生素，钙、钾、镁含量较多，并含有胆碱、葫芦巴碱、淀粉酶、苷酶等。特别是它富含抗坏血酸和胆碱，能降低血脂和预防脂肪肝。萝卜含膳食纤维也较多，尤其是其中的木质素，能使大便

《本草纲目》中记载，萝卜可消积滞、化痰、下气宽中、解毒，所以萝卜可以用来消解油腻、去除火气，又利脾胃、益中气。多吃萝卜，温中健脾，对健康大有裨益

通畅，从而使食物中的毒物提早排出，可起到防癌的作用。而且，萝卜含有能诱导人体产生干扰素的多种微量元素，可增强机体免疫力，并能抑制癌细胞的生长，对预防癌、抗癌有重要意义。近来有研究表明，萝卜中所含的微量元素和膳食纤维在生吃时才能发挥最好的效果。所以，冬天养生最好最简单的方法就是生吃白萝卜。

不过需要注意的是，吃萝卜也有一些禁忌。现代医学研究证明，萝卜不能与橘子、柿子、梨、苹果、葡萄等水果同食，因为萝卜与这些水果一同摄入后，产生的一些成分作用相加形成硫氰酸，会抑制甲状腺，从而诱发或导致甲状腺肿。此外，萝卜性凉，脾胃虚寒者不宜多食。萝卜也经常用作食疗，以下是一些萝卜食疗方：

（1）治扁桃体炎：萝卜汁100毫升（用鲜萝卜制成），调匀以温开水送服，每日2～3次。

（2）治哮喘：萝卜汁300毫升，调匀以温开水冲服，每次服100毫升，每日3次。若与甘蔗、梨、藕汁同饮，则效果更佳。

（3）治偏头痛：鲜萝卜捣烂取汁，加少许冰片调匀滴鼻，左侧头痛滴右鼻孔，右侧头痛滴左鼻孔。

（4）治咳嗽多痰：霜后萝卜适量，捣碎挤汁，加少许冰糖，炖后温服，每日2次，每次60毫升。

（5）治咽喉痛：萝卜300克，青果10个，共煎汤当茶饮，每日数次。

（6）健脾理气：猪或羊肉300克切块，加橘皮少许入锅炖熟，酌加盐、胡椒等，吃肉喝汤。注意不要加酱油。花椒、大料、姜、桂皮等辛温发散之物少许。

大白菜，冬季养生的"看家菜"

大白菜是冬季上市最主要的蔬菜种类，有"菜中之王"的美称。由于大白菜营养丰富，味道清鲜适口，做法多种，又耐贮藏，所以是人们常年食用的蔬菜。

大白菜的营养价值很高，含蛋白质、脂肪、膳食纤维、水分、钾、钠、钙、镁、铁、锰、锌、铜、磷、硒、胡萝卜素、烟酸、维生素 B_1、维生素 B_2、维生素 C 还有微量元素钼等多种营养成分。

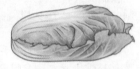

大白菜曾是老百姓的当家菜

正因为大白菜营养丰富，所以对人体有很好的保健作用。《本草纲目》中说大白菜"甘渴无毒，利肠胃"。祖国医学认为，大白菜味甘，性平，有养胃利水、解热除烦之功效，可用于治感冒、发热口渴、支气管炎、咳嗽、食积、便秘、小便不利、冻疮、溃疡出血、酒毒、热疮。由于其含热量低，还是肥胖病及糖尿病患者很好的辅助食品；含有的微量元素钼，能阻断亚硝胺等致癌物质在人体内的生成，是很好的防癌佳品。

除此之外，大白菜还是一款美容佳蔬，它含有丰富的纤维素，不仅可以促进肠蠕动，帮助消化，防止大便干燥，还可用来防治结肠癌。特别值得推崇的是，大白菜中维生素 E 的含量比较丰富，可防治黄褐斑、老年斑，是一种经济健康的美容美颜蔬菜。

虽然大白菜的营养价值很高，但是吃起来也要注意。北方地区的居民经常把大白菜腌制成酸菜，但是专家提醒，经常吃酸菜会对健康不利，特别是大白菜在腌制9天时，是亚硝酸盐含量最高的时候，因此腌制白菜至少要15天以后再食用，以免造成亚硝酸盐中毒。有的人食用大白菜还喜欢炖着吃，而实际上各种蔬菜都是急火快炒较有营养，炖的过程中各种营养素尤其是维生素C的含量会损失较多。另外，有慢性胃炎和溃疡病的人，大白菜要少吃一些。下面介绍两个大白菜食疗的方法：

栗子炖白菜

原料：生栗子200克，白菜200克，鸭汤、盐、味精各适量。

制法：栗子去壳，切成两半，用鸭汤煨至熟透，白菜切条放入，加入盐、味精少许，白菜熟后勾芡即可。

功效：健脾补肾、补阴润燥。

海米白菜汤

原料：白菜心250克，海米30克，高汤500克，火腿6克，水发冬菇2个，精盐1克，味精2克，鸡油6克。

制法：先将白菜心切成长条，用沸水稍烫，捞出控净水，海米用温水泡片刻，火腿切成长条片，把冬菇择洗净，挤干水后，切两半。然后在汤勺内加高汤、火腿、冬菇、海米、白菜条、精盐烧开，撇去浮沫，待白菜烂时加味精，淋上鸡油即成。

功效：排毒养颜、预防感冒。

❧ 香菇伴你过一冬，来年疾病去无踪 ❧

香菇又名香蕈，是冬令的滋补食品。香菇性味甘平，中医书中多有记载。《本草求真》中说："香蕈味甘性平，大能益胃助食，及理小便不禁。"

《日用本草》中说："益气，不饥，治风破血。"香菇具有益气补虚，健脾胃，去痘疹的功效，适用于久病体虚、食欲缺乏、小便频数、高血压、糖尿病、贫血、肿瘤、动脉硬化等病症。

近年证实香菇中含有干扰素诱生物，可以诱导体内产生干扰素，具有预防感冒的作用。香菇中含有的

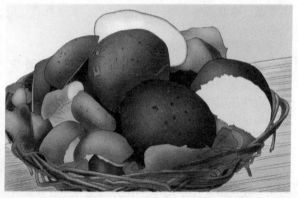

香菇每100克干品中含有蛋白质20克，膳食纤维31.6克，糖类30.9克，胡萝卜素20克微克和亚油酸、海藻糖、腺嘌呤、各种维生素及微量元素

麦角固醇，可以在人体内转化成维生素 D，预防小儿佝偻病。香菇中的多糖物质具有抗癌作用。在癌症手术后可用槐蕈 10 克，水煎服，每日 1 次，为辅助治疗方法。此外，香菇中还含有一种核酸类物质，能抑制血清及肝脏中的胆固醇升高，阻止血管硬化及降低血压，是高血压、动脉硬化及糖尿病患者的食疗佳品。

冬季是疾病多发的季节，香菇中含有提高免疫力的真菌多糖，多吃有助于增强免疫力，可防冬季病的发生。

香菇与野生毒菇易混淆。毒菇有 80 多种，含有毒蕈碱、毒蕈溶血素等，食后会中毒，甚至死亡，应严格区分。

下面教大家几个简单鉴别香菇的方法：

第一，看香菇的外表形状和颜色。优质的香菇，肉厚，菇盖边缘向内卷成"铜锣形"，菇的盖面无皱褶，有明显裂纹或花斑，菌褶呈米黄色或�‍白色，菌柄不超过菌盖直径的一半。

第二，闻香菇的气味。一般情况下，香菇应有其独特的清香，无腐烂、发霉味道。

第三，用手指按压。手指甲压菌盖上部及菌柄，如果坚硬、稍留有指甲痕，则说明水分基本符合要求。

第四，检查香菇中是否有虫蛀、发霉、烤焦以及非食用菌等杂物混入。

冬季鲫鱼最肥美，温补身体正合时

冬季是吃鲫鱼的最佳季节，自然是看好其温补之功。明代著名的医学家李时珍赞美冬鲫曰："冬月肉厚子多，其味尤美。"民谚也有"冬鲫夏鲤"之说。

鲫鱼含有丰富的蛋白质，不仅质优，而且齐全、易于消化吸收，是肝肾疾病、心脑血管疾病患者的良好蛋白质来源，常食可增强抗病能力。

《本草纲目》中记载："鲫鱼性温，味甘；健脾利湿、和中开胃、活血通络、温中下气。"对脾胃虚弱、水肿、溃疡、气管炎、哮喘、糖尿病患者有很好的滋补食疗作用；产后妇女炖食鲫鱼汤，可补虚通乳；先天不足，后天失调，以及手术后、病后体虚形弱者，经常吃一些鲫鱼都很有益；肝炎、肾炎、高血压、心脏病、慢性支气管炎等疾病的患者也可以经常食用，以补营养，增强抗病能力。另外，鲫鱼子能补肝养目，鲫鱼脑有健脑益智的作用。

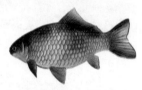

鲫鱼又名鲋鱼，为鲤科动物，产于全国各地。《吕氏春秋》载："鱼火之美者，有洞庭之鲋。"可知鲫鱼自古为人崇尚。鲫鱼肉嫩味鲜，尤其适于做汤，具有较强的滋补作用

吃鲫鱼时，清蒸或煮汤营养效果最佳，若经煎炸则上述的功效会大打折扣。冬令时节食之最佳。鱼子中胆固醇含量较高，故中老年人和高血脂、高胆固醇者应忌食。

❤❤ 火锅热腾腾，冬天享用有讲究 ❤❤

冬天天气寒冷，大家都吃热腾腾的火锅，但是火锅虽然好吃，却也有很多讲究。涮火锅时，肉片是不可缺少的一道原料。涮肉时，要注意以下几点：肉片越新鲜越好。肉片如果储存时间过长，其营养成分就会大量损失。新鲜肉片要切薄，若肉片厚，涮时不易杀死寄生虫虫卵，涮的时间过长还会引起营养的损失。涮肉时间也不可太短。一般来讲，薄肉片在沸腾的锅中烫 1 分钟左右，肉的颜色由鲜红色变为灰白，才可以吃。

此外，吃火锅时还应注意肉类与蔬菜类的均衡，餐后得吃些水果；火锅汤中的钠离子、钾离子较多，有肾病、高血压的朋友不宜吃火锅。火锅料如鱼丸、虾丸等各种丸子，含有高量的油脂，糖尿病、高血压、高血脂的病人要注意。火锅汤中含有大量嘌呤，痛风的病人不要吃。吃得不好当心痛风。火锅汤中含钠离子、钾离子多，有肾脏病、高血压的人要小心。

除此之外，吃火锅还有以下五大忌：

一忌：在火锅停用一段时间后立即使用。在使用火锅前一定要用布浸蘸食醋，再加点盐擦拭，把铜锈彻底刷洗干净再用。

二忌：生食。有些人吃火锅为了鲜嫩，不等肉菜煮熟就下肚，这样很不卫生。应该将生肉、生鱼或海鲜先煮再放蔬菜，待熟后再吃，以便充分使食物中所带的细菌或寄生虫卵致死。但也不宜将蔬菜煮得时间过长，以免破坏蔬菜中的营养。

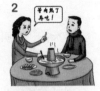

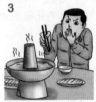

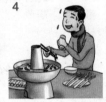

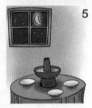

三忌：烫食。刚从火锅中取出鲜烫的食物，不宜马上送入口中，应放在碗内稍凉一下再吃，以免烫伤食道黏膜，造成溃疡或口腔黏膜起疱。

四忌：过辣。有些人吃火锅时辣椒、蒜、葱等调料放得太多，对胃黏膜造成一定的损害。特别是患有肺结核、痔疮、胃炎及十二指肠溃疡的人，更应少吃。

五忌：吃过夜火锅。过夜的残菜和汤同样会含有过多的铜氧化物，吃后容易引起中毒，轻者头晕、恶心，重者造成心、肝、肾损害。

　　吃火锅时还要注意：羊肉不能和醋共食，因为羊肉火热，功能益气补虚；醋中含蛋白质、糖、维生素、醋酸及多种有机酸，其性酸温，消肿活血，应与寒性食物配合，与羊肉不宜。喝白酒时不宜吃牛肉，因为牛肉属于甘温，补气助火；白酒属大温之品，与牛肉相配则如火上浇油，容易引起牙龈发炎。

∞∞ 冬季补虚，芡实是佳品 ∞∞

芡实，也叫鸡头米、水鸡头等，味甘，性平，入脾、肾、胃经，具有滋补强壮、补中益气、固肾涩精、补肾止泻、开胃进食之功效。芡实含有大量对人体有益的营养物质和微量元素如蛋白质、铁、钙、B族维生素、维生素C、粗纤维、胡萝卜素等，易消化吸收，是冬季补虚不可或缺的佳品。

古药书中说芡实是"婴儿食之不老，老人食之延年"的粮菜佳品，它具有"补而不峻""防燥不腻"的特点，是冬季进补的首选食物。

芡实含有丰富的淀粉，可为人体提供热能，并含有多种维生素和碳物质，保证体内营养所需成分；芡实可以加强小肠吸收功能，提高尿中糖排泄率，增加血清胡萝卜素浓度；实验证明，血清胡萝卜素水平的提高，可使肺癌、胃癌的发病概率下降，大大减少癌症发生的机会。白带多、肾亏腰脊背酸的妇女、体虚尿多的儿童、小便频繁的老人、遗精早泄者、慢性腹泻者、慢性肠炎者，吃芡实会有很好疗效。但因为芡实有较强的收涩作用，所以便秘、尿赤者及妇女产后皆不宜食。

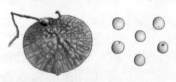

芡实为睡莲科植物芡的成熟种仁，以颗粒饱满，均匀，粉性足，无破碎、干燥无杂质者为佳

～食补冬三月，吃得安全最重要～

冬季是亚硝酸盐、豆角、发芽土豆和食品污染所致的细菌性食物中毒的多发季节，所以请大家在进补的时候一定要注意饮食安全。

1. 亚硝酸盐中毒

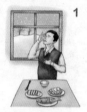

一是蔬菜腐烂变质或腌制不透而致的亚硝酸盐含量增高；二是其形、态、味与食盐极相似，容易误食，发生集体中毒；三是在鱼、肉类制品的加工中，亚硝酸盐作为发色剂被广泛使用。中毒症状为：口唇、指甲以及全身皮肤呈现发绀等组织低氧表现，并有头晕、头痛、心率加速、烦躁不安、呼吸急促症状，严重者可有心率减慢，心律不齐，昏迷和惊厥症状。

2. 豆角中毒

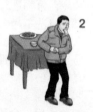

症状为恶心、呕吐、腹泻、腹痛、头晕、头痛等消化系统及神经系统症状。预防措施：冬季炒食四季豆、芸豆时一定要先用开水烫，炒熟煮透。

3. 发芽土豆中毒

潜伏期为数十分钟至数小时，症状为舌、咽麻痹，胃部灼痛及恶心、呕吐等胃肠道症状。预防措施：

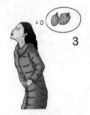

土豆应存放于干燥阴凉处，发芽后的土豆食用前应将芽眼周围彻底挖掉，烧熟煮透，芽眼超过 4 个以上的发芽土豆应弃食。

4. 细菌性食物中毒

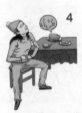

由于食品在加工、储存、运输等过程中被致病性微生物污染，以致食用后引起中毒，其共同的临床特点为潜伏期短，集体发病，大多有恶心、呕吐、腹痛、腹泻等胃肠炎症状。中毒食品多为鱼、肉、乳、蛋、豆、面类制品。

5. 大棚蔬菜水果没洗净就食用也会引起食物中毒

大棚种植的植物对农药需要量较大，再加上冬季寒冷，植物进行光合作用时不能完全将农药吸收，所以，清洗不净会导致冬季吃蔬菜水果时农药中毒。而腐烂的白菜也容易导致食物中毒。白菜的叶子中含有较多的硝酸盐，腐烂后其含量会明显增高。一旦大量进食，经肠道细菌作用，会还原成亚硝酸盐而发生中毒。为防止中毒，应避免蔬菜在高温下长时间堆放。

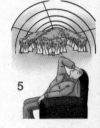

第4章

寒九腊月天，生活起居要"养藏"

进入寒冬腊月，一切都步入了沉睡状态，动物冬眠了，植物凋零了，万物萧索，所以人也要遵循自然规律，进入深居简出的阶段，也就是中医里的"养藏"阶段。早上，我们伴随太阳的升起而起床，做什么事都不要急，一切以保暖为首要，穿衣吃饭洗澡睡觉都要讲究方式、方法。说得形象些，我们的冬天就要像种子一样，积蓄足够能量，等待破土而出的那一天。

冬天"养藏"，和太阳一起起床

"冬三月，此谓闭藏，水冰地坼，无扰乎阳。早卧晚起，必待日光。使志若伏若匿，若有私意，若已有得，祛寒就温，无泄皮肤，使气亟夺。此冬气之应，养藏之道也。"

这是《黄帝内经》中关于冬季养生之道的论述。冬三月也就是农历十、十一、十二这三个月，这个季节寒水结冰，地表干裂，一派生机闭塞之象。人在此时千万不要扰动阳气的收藏，起居生活方方面面都要遵守这一原则。

那么，我们具体该如何在冬三月里做好"养藏"工作呢？主要应从以下方面着手：

第一，早睡晚起，最好等太阳出来以后再起床。

同时，由于寒冷，冬季最好在家里待着，尽量少出门。

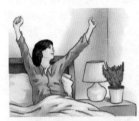

冬季作息应早睡晚起

第二，保证足够睡眠。

俗话说"春困秋乏夏打盹，睡不醒的冬三月"，有些人一到冬天就一副无精打采的样子。这主要是因为冬天天气寒冷，自然界阳气不足，而人与自然界之间相对有一个平衡，人体内随之也会出现阳气不足。阳气不足人就会感到没有精神，成人每天 7~8 小时，不应少于 6 小时，青少年不少于 10 小时。不

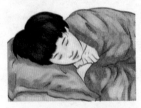

冬季应保持充足的睡眠

要熬夜，同样是睡 8 小时，但晚上 11 点前入睡和夜里 3 点睡效果肯定不同，后者易感到疲劳。

第三，多参加体育锻炼。

比如跑步、游泳等运动量较大的锻炼，可以让人运动过后感到神清气爽，精力充沛。但运动后大量出

汗要注意保暖，以免感冒；晨练时间不宜过早，最好是天气晴朗，有阳光初照。

第四，注意保暖，多晒太阳。

日常生活中要尽量远离寒气，接近温气，不要让皮肤泄露于风寒之中，使已经收藏的阳气向外散失。特别是脚和腿，不要为了贪恋苗条身材而"耍单儿"。

第五，不宜洗冷水澡，也不提倡冬泳。

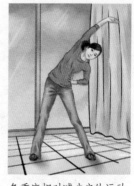

冬季应相对减少户外运动，但要坚持体育锻炼

此外，在冬季，老年人可根据自己的体质、爱好，安排一些安静闲逸的活动，如养鸟、养花，或书画、棋艺等。如果进行室外锻炼，运动量应由小到大，逐渐增

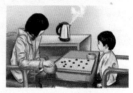

冬季要注意藏养保暖

加，以感到身体热量外泄微汗为宜。恰当的运动会让人感到全身轻松舒畅，精力旺盛，体力和脑力功能增强，食欲、睡眠良好。

❧❧ 科学过冬，室内工作要到位 ❧❧

在冷高压的影响下，进入冬季以后，人们的出行次数会大大减少，大多喜欢待在暖暖的屋子里。其实，从健康角度考虑，冬季的室内保健是至关重要的。

第一，冬天再冷，也要适当通风。

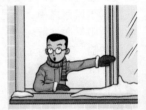

很多人觉得冬天开门、开窗会放掉屋子里面的热气，所以就一直捂着。事实上，这种观念是错误的。有报告显示：成年人每小时大约要呼出20毫升的二氧化碳。也就是说，如果两个人在一个密闭的6平方米的房间里，8小时后会使室内二氧化碳的浓度达到严重危害健康的地步，甚至是致命的。这也是为何在室内待得太久会出现头晕、乏力、胸闷等症状，所以冬季室内外通风是非常必要的。由于热空气比冷空气轻，我们开窗通风时应使进风口低于出风口。

医生建议，每天早晨、中午和晚上都应开窗20分钟进行换气。每换气一次，可清除室内空气中60%的有害气体。常开门窗换气，污浊空气才能随时飘走，室内也能得到充足的光线，各种病毒、病菌难以滋生与繁殖。

如果房间自然通风条件差，可以借助电风扇来机械地通风，但要避开冷风直接吹入。

第二，保持室内适宜的温度和湿度。

从健康需要而言，冬季室内温度在16~20℃比较合适，以18℃最为理想。不过，长期处于温室之中，会减弱人体适应气温变化的能力。所以，从养生保健的角度出发，我们不可久居温室，应适当进行一些户外锻炼。关于冬季室内的相对湿度，应以40%~60%为宜。我们可以在家里备一个湿度计，以满足监测需要。由于冬季气候比较干燥，室内相对湿度通常会偏低，我们可以通过在室内养水生植物、用湿拖布拖湿地板、在暖器附近放盆水等方式来增加室内湿度。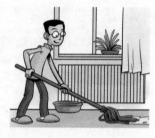

第三，清除室内变应原。

由于冬季人们大部分时间都待在室内，室内空气携带的变应原会较其他季节增多。冬季最应注意的变应原是尘螨。尘螨尤其喜好被褥、睡椅和地毯，它引起的过敏反应包括鼻子、眼睛发痒和哮喘发作。对此，我们要经常清洗晾晒窗帘、床单、被罩和枕套；经常吸去吊扇顶部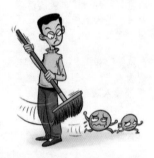和天花板上的灰尘；经常清洗空调的过滤网；购买和使用能隔离灰尘的床垫套子；每周用热水洗一次内衣等。

　　总之，想要在室内度过一个健康而温馨的冬季，上述三方面工作就一定要做好。

细节决定好睡眠，为冬季健康加分

很多人都有这样的感觉，冬天天气寒冷，觉也睡得比夏天舒服。事实上，睡得多不等于睡得好，一些人没有关注睡眠卫生，长期存在不良的睡眠习惯，导致失眠等睡眠问题。因此，要想提高睡眠质量，最重要的就是创造良好的睡眠环境。

具体说来，冬天要想睡个好觉，为健康加分的话，你需要注意以下 8 个细节。

细节 1：光线。

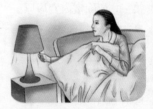

睡觉与一种叫褪黑素的激素有关，冬天下午五六时就天黑，光线减少，人体的褪黑素分泌增加，因此有想睡觉的感觉。相比夏天天亮得早，因为有光的抑制，醒来之后想继续入睡也比较困难。农村天黑以后的环境非常适合睡觉，城市还有很多光源，一个好的睡眠环境就要尽量减少光的影响。另外，冬天的气温等其他环境因素也比较适合睡觉。

细节 2：门窗。

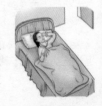

冬天睡觉把门窗关得严严实实，空气不流通，容易产生病菌。但大开门窗容易伤风感冒，受风落枕，这可能甚至出现脸瘫。冬季睡眠可以把卧室的窗关了，把卧室的门和客厅的窗打开，以保持室内的空气保持流通。

细节 3：睡衣。

冬天有些人喜欢穿比较多的衣服睡觉，这并不利于
人体的放松。另外，化纤和尼龙质地的睡衣会对皮
肤造成刺激，影响睡眠质量。棉质的内衣和睡衣，
穿得舒服才能睡得香。

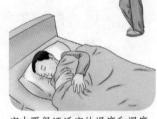

细节 4：被子。

研究表明：最适宜入睡
的被窝温度为 32～34℃。
50%～60% 的相对湿度对
人体最为舒适。被子太重
了，既压迫胸部，导致肺
活量减少，又易做噩梦。
所以冬季选择被子重在轻暖，室内要保证适宜的温度和湿度。

细节 5：沐浴露。

睡眠质量的好坏不仅跟睡着后有关，在睡眠没有开始之前，
人体舒不舒服，也决定了晚上的觉睡得安稳不安稳。比如说，
沐浴露有很多类型，可以针对不同人的不同皮肤类型。但冬
天的皮肤比较干燥，最好使用滋润型的。沐浴露选用不当，
容易因为皮肤不舒服而引起心烦，从而影响睡眠。

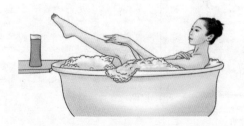

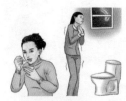

细节 6：饮食。

冬天皮肤出汗不多，水分的循环较少，因此与夏天比相对多尿。睡觉的过程中如果需要起来解手，就打断了睡眠，且被窝内外的温差比较大，上洗手间的时候也容易着凉。晚上七八时以后水也要少喝一些，尤其是肾功能相对比较差的老人。

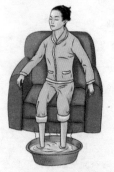

细节 7：泡脚。

"热水泡泡脚，胜过吃补药"，冬天睡觉之前，用热水泡泡脚，能加快血液循环，有助于加快进入睡眠和提高睡眠质量。

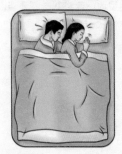

细节 8：睡姿。

很多小孩喜欢冬天睡觉的时候让父母搂着睡，也有些伴侣喜欢拥抱着睡，这不是好的睡眠习惯。首先是一人翻身会影响到另外一人，更重要的是一个人呼出来的空气很快又被另一个人吸进去，这些气体以二氧化碳为多。如果一定要拥抱着睡觉，最好是采用同一方向的体位，不要面对面，以减少吸入不新鲜的空气。

ᔃᕗ冬季着装，保暖、舒适都需要ᔃᕗ

冬天大家都会穿得厚厚的来保暖，但冬季穿衣也有讲究。冬季穿衣要选择保暖、舒适的衣服，要有一定的件数和适宜的厚度。还要根据室温控制穿衣，冬季室内外的温差太大，人体会难以适应而容易诱发感冒等疾病。穿衣忌衣领过高过紧，衣领过紧会使颈部血管受到压迫，使血液不能正常输送，从而导致颈椎病等。

在寒冷的冬天，人们一般都会穿上暖和的衣服来抵御严寒，但是有些却不重视头部的保暖。如果头部长期暴露在外面接受寒冷的刺激，还会使头部血管收缩，头部肌肉紧张，引起高血压、脑出血、血管神经性头痛、伤风感冒、面神经麻痹等病症。

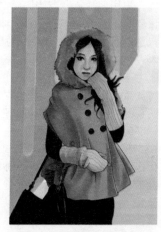

在寒冷的冬季，戴一顶保暖性能良好的帽子是非常必要的，尤其是体弱多病的人和老人，更要采取必要的头部防寒保暖措施，以预防风寒侵袭头部。

冬季着装，保暖、舒适都需要

〜〜〜 寒气袭人，重点部位进行重点呵护 〜〜〜

冬季气候寒冷，机体新陈代谢相对缓慢，体温调节能力与耐寒能力下降，人体易受寒发病，尤其是老年人与体质虚弱者。因此，要想平安地度过寒冬，必须重视保暖，而头部、背部、足部则是保暖的重点。

《黄帝内经》上讲："头是诸阳之会"。体内阳气最容易从头部散发掉，所以，冬季如不重视头部保暖，很容易引发感冒、头痛、鼻炎、牙痛、三叉神经痛等，甚至引发严重的脑血管疾病。因此，大家应该在冬天给自己选一顶合适的帽子，不仅能够保暖，而且也很美观。

祖国医学称"背为阳"，又是"阳脉之海"，是督脉经络循行的主干，总督人体一身的阳气。冬季里如背部保暖不好，则风寒极易从背部经络上的诸穴位侵入人体，损伤阳气，使阴阳平衡受到破坏，人体免疫能力下降，抗病能力减弱，诱发多种疾病或使原有病情加重及旧病复发。因此，在冬季里给自己加穿一件贴身的棉背心或毛背心以增强背部保暖，是必不可少的。

俗语说"寒从脚起"。现代医学认为，双脚远离心脏，血液供应不足，长时间下垂，血液循环不畅，皮下脂肪层薄，保温能力弱，容易发冷。脚部一旦受凉，便通过神经的

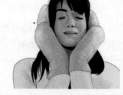

要想平安度过寒冬必须重视保暖

反射作用,引起上呼吸道黏膜的血管收缩,血流量减少,抗病能力下降,引发感冒疾病或使气管炎、哮喘、关节炎、痛经、腰腿痛等旧病复发。因此,冬季要注意让自己的鞋袜保持温暖干燥,并经常洗晒。

除了头、背和脚以外,人体的颈前部也很容易受寒,冬季也要特别注意保暖。

颈前部俗称喉咙口,是指头颈的前下部分,上面相当于男人的喉结,下至胸骨的上缘,有些时髦女性所穿的低领衫所暴露的就是这个部位。这个部位受寒风一吹,不只是颈肩部,包括全身皮肤的小血管都会收缩,如果受寒持续较长一段时间,交感、肾上腺等神经内分泌系统就会迅速做出相应的反应,全身的应变调节系统可能进行一些调整,人体的抵抗能力会有一定下调。因此,在冬季给自己买一条或自己织一条漂亮大方的围巾吧,不仅可以让颈前部不受寒,而且围巾还可以成为你身上美丽的闪光点。

四季养生小贴士

肩部受风寒湿邪侵袭,容易引起肩周炎,轻则表现为患侧肩部一处或几处疼痛不适,重则由于肩关节周围肌肉明显痉挛,使手不能梳头,甚至不能穿衣服。预防肩周炎,最理想又简单的方法是平时注意肩部保暖,避免肩部过度疲劳。

∽◈∽ 避寒湿邪，冬季洗头不宜早晚 ∽◈∽

在生活中，因为工作的繁忙，许多人都喜欢在早上或者晚上洗头，但头发未干就睡觉或出门受冷风吹，这对健康是十分不利的。特别是在冬季，尤为不利。

经过一天的工作后，人们通常会感到很疲劳，人的免疫力也会大大降低，晚上洗头又不把头发充分擦干，就会使湿气滞留在头皮，长期如此，就会导致气滞血瘀，经络阻闭。尤其是在冬季，寒湿交加，更是身体的一大隐患。那些经常在晚上湿着头发入睡的人，过不了多久就会觉得头皮局部有麻木感，并伴有隐约的头痛；有的人洗头后第二天清晨还会觉得头痛发麻。

另外，早晨出门前洗头也是不可取的，尤其是在寒冷的冬季，因为头发没有擦干，头部的毛孔张开着，很容易遭受风寒，容易患上感冒头痛。如果经常这样，还可能导致大小关节的疼痛，甚至肌肉的麻痹。

如果你有晚上或早晨洗头的习惯，一定要注意擦干再睡或者擦干再出门。女士洗完澡后一定要注意擦干身体和头发，避免寒邪和湿气乘虚而入，以免罹患头痛、颈腰背痛等病症，甚至引发一些妇科疾病。

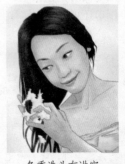

冬季洗头有讲究

❀ 冬季绿化办公室，身体健康风水顺 ❀

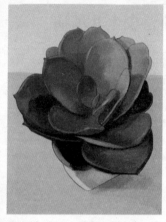

平安树、百合、芦荟、鸭趾草、宽叶榕、发财树、富贵竹、蓬莱松、七叶莲、君子兰、球兰、虎尾蓝等都是很好的办公室植物

办公室绿化可以有效提高空气湿度和清洁度，还能过滤空气，降低噪声，很大程度上足以代替空调。

需要注意的是：绿色植物吸收室内的二氧化碳，放出氧气，提高了办公室空气的含氧量，办公室工作人员吸入高氧浓度的空气，精神饱满，工作效率提高。然而，绿色植物必须在光线充足的环境下才会通过叶绿素吸收二氧化碳，与从根吸收来的水和养料通过"光合作用"合成淀粉质，供植物生长需要。而在黑暗环境下，植物便转而行"呼吸作用"，吸入氧气，呼出二氧化碳。晚上工作人员都离开时，办公室未经良好通风，第二天人员再进入办公室时就会吸入高二氧化碳浓度的空气，特别是经过星期六、星期日两天三夜，二氧化碳积聚更多，"星期一病"因而出现。

第5章

冬天动一动，少生几场病

俗话说，"冬练三九，夏练三伏。"意思是不管天气多冷或多热，都应坚持体育锻炼，这样才能使身体更好地获得"顺四时、适寒暑"的能力。其实，在严寒的冬季，虽然寒气忽至，万物凋零。山河大地进入了睡眠的状态，为来年的生机储备能量。但我们人类的身体不能随之冬眠，俗话说："冬练身体少吃药"，冬天做运动可以提高免疫力，而且可以锻炼不怕严寒的意志，可谓一举多得。但冬季运动，这里还有很多注意事项要叮嘱大家。

冬天健身，六条常识你不可不知

寒冷的冬季，很多人都贪恋室内的温暖，就疏于锻炼了。其实，冬天的运动也很必要，俗话说："冬天动一动，少闹一场病；冬天懒一懒，多喝药一碗。"那么，在寒冷的冬天，应该怎样运动呢？

冬天进行健身运动，我们需要注意以下几点：

（1）冬天还是以室内运动为主，但也不妨偶尔到室外走动走动，让新鲜空气把肺中混浊之气排挤出去，并且让脸庞沐浴在冬天的严寒中也有益无害。

（2）冬季晨练宜迟不宜早。冬天的寒气比较重，

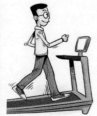

以室内运动为主

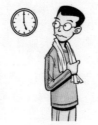

冬季晨练宜迟不宜早

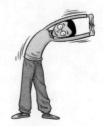

运动前要做充分的
准备活动

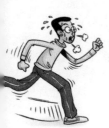

运动不要过于剧
烈，避免大汗淋漓

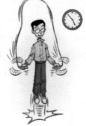

最好在下午锻炼

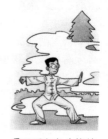

雾天不宜室外锻炼

早上的时候更是如此，因为每天的最低气温一般出现在早上5时左右，而人体的阳气还不旺盛。此时外出锻炼，易受"风邪"侵害。"虚邪贼风，避之有时。"冬天人体需要吸收阳光补充自己的阳气。在太阳出来之前运动会损伤阳气，容易患伤风感冒，也易引发关节疼痛、胃痛等病症。所以说，冬季晨练宜迟不宜早。一般太阳出来半个小时后才开始锻炼为宜。

（3）冬季气温低，体表血管遇冷收缩，血流缓慢，肌肉的黏滞性增高，韧带的弹性和关节的灵活性降低，极易发生运动损伤。因此锻炼前，一定要做好充分的准备活动，待热后脱去一些衣服，再加大运动量。准备活动可采用慢跑、拍打全身肌肉、活动上肢和下蹲等。尤其是冬泳下水前，预备活动更要充分，通过慢跑、全身按摩等方法，调动机体各部分的机能活动，提高中枢神经系统的兴奋性和反应能力。

（4）冬天里不宜剧烈运动，锻炼时运动量应由小到大，逐渐增加，尤其是跑步。不宜骤然间剧烈长跑，必须有一段时间小跑，活动肢体和关节，待机体适应后再加大运动量。

（5）一般的健身爱好者都有长年早起健身的习惯，而这在冬季就不太适用。科学研究数据表明，冬季健身的最佳时间是在 14 ~ 19 时之间。

（6）冬季健身尤其要注意在大雾天不宜进行锻炼。雾是地面上的水蒸气遇冷后，与飞起的尘土凝结成不透明的小水点，浮游在近地面的空间而形成的。在大雾天气，不仅空气中的水分多、尘土多，而且气压较低，使人呼吸困难，汗液不易蒸发，这时最好在室内做简易的活动。

避开冬泳误区，在严寒中游出健康快乐

近年来，冬泳成为人们非常喜爱的一项运动，很多人不管自身条件，纷纷加入了冬泳的队伍。然而，其实任何一项运动要想起到保健的作用，必须遵循适当的条件，采用相应的方法，冬泳也一样，盲目地进行不仅收不到保健效果，还会给身体带来损害。

一般来说，希望参加冬泳的人，首先要注意以下几点：

冬泳并非人人皆宜

患有严重疾病，如高血压、冠心病、脑血管病、肾病、肝病、精神障碍及糖尿病、过敏性体质、先天性心脏病、癫痫病，以及有外伤或有炎症的人和酗酒者都不宜参加冬泳，否则有可能导致疾病突发或伤害身体。儿童由于正处于身体发育期，参加冬泳更要注意适量，必须有成年人监护。另外，冬泳应该从秋季开始，让身体有个适应的过程。

冬泳后不宜洗热水澡

冬泳后应注意保暖，并立即运动以恢复体温。上岸后，应用干毛巾擦干身体，直到身体发红为止。然后，迅速穿好衣服，慢跑或原地跳动，直到体温基本恢复。冬泳后切忌马上进入高温房间、烤火或者洗热水澡。

游的时间并非越长越好

冬泳的时间应根据气温、水温和人的体质而异。若在水里游的时间过长，一方面上岸后常会出现全身麻木、冷战不止的现象，这极易损伤某些器官；另一方面刺激过度，容易引起皮质系统衰竭而损害健康。

漫漫冬季，用慢跑调整我们的身心

慢跑是球类、体操、田径、游泳等运动的基础。它动作简单，易于掌握，活动全面，运动量易调整，锻炼效果显著；因此，是一般中老年及体弱者喜爱的运动。特别适合寒冷的冬季。

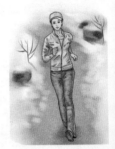

慢跑的姿势应为两眼平视前方，肘关节前屈呈 90° 平行置于体侧，双手松握空拳，略抬头挺胸，上体略向前倾与地平面成 85° 左右，双脚交替腾空、蹬地，脚掌离地约 10 厘米。全身肌肉放松，用轻而略带弹跳的步伐前进，上肢屈肘保持 60°～90°，在身体左右侧平行地自然摆动。呼吸自然，鼻吸鼻呼或鼻吸口呼，必要时口鼻同时呼吸。

研究发现，慢跑能增强血液循环，改善心脏功能，有助于能量消耗，达到减肥与健美的目的

慢跑时应注意：跑时躯体保持正直，除微前倾外，切勿后仰或左右摆动；肌肉及关节要放松；上肢要前后摆动，以保持前进时的动作及惯性，保证胸廓的正常扩张；尽量用鼻呼吸，这样可有效地防止咽炎、气管炎；量力而跑，跑步过程中如遇胸部有紧束感、心悸气促及头昏等情况，切勿突然停跑，而要改跑为走，慢慢停止。

～✿～ 滑雪，助你祛除生活中的压力与烦恼 ～✿～

滑雪是一项极富刺激性的体育运动，滑雪前了解一些必备的常识非常重要。

| 1 | 应仔细了解滑雪道的高度、宽度、长度、坡度以及走向。要根据自己的水平选择适合自己的滑雪道，切不可因过高估计自己的水平而贸然行事，要循序渐进，最好能请一名滑雪教练。 |

| 2 | 严格遵守滑雪场的各项规章制度，因为每一项制度都是为了最大限度地保证滑雪者的生命安全。 |

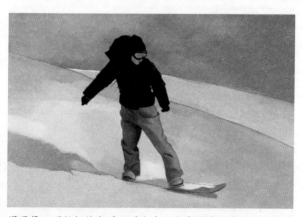

滑雪是一项很好的冬季运动方式，当在雪地里疾速下滑的时候，生活琐事带来的烦恼和工作压力都会被抛诸脑后

3 视力不好的滑雪者，不要戴隐形眼镜滑雪，如果跌倒后隐形眼镜掉落，找回来的可能性几乎为零。尽量戴有边框的由树脂镜片制造的眼镜，它在受到撞击后不易碎裂。为防止雪盲，最好戴防雪盲护目镜，比较理想的护目镜必须能同时阻挡紫外线。

4 在滑行中如果对前方情况不了解，或感觉滑雪器材有异常时，应停下来检查，切勿冒险。

5 结伴滑行时，相互间一定要拉开距离，切不可为追赶同伴而急速滑降，那样很容易摔倒或与他人相撞，初学者很容易发生这种事故。

6 中途休息时要停在滑雪道的边上，不能停在陡坡下，并注意从上面滑下来的滑雪者，要穿颜色鲜艳或与雪面反差较大的滑雪服，以使其他滑雪者容易辨认自己，从而及时绕行避免相撞。

7 滑行中如果失控跌倒，应迅速降低重心，向后坐，不要随意挣扎，可抬起四肢，屈身，任其向下滑动，要避免头朝下，更要绝对避免翻滚。

8 滑雪过后，由于连续运动，应该不会感到太冷，建议大家少穿衣服，只在关节部位加厚保护一下。即使透气的外套也要有限度，因为运动后相对静止时，发汗量会极大增加，一旦水分不能排出，就会在衣服内结露。结露会很快冻成冰块，这时就会有冻伤的危险。

❧ 冬季健步走，健身又暖心 ❧

健步走起源于欧洲，现在已经普及发展到很多国家，逐渐成为现代运动的潮流。健走，是介于散步和竞走之间的一种运动方式，它主要通过大步向前，快速行走，提高肢体的平衡性能，是一种低投入、高产出的有氧健身运动。

健步走有很多功效，它能提高心肺功能耐力，能够改变血液质量，可以有效防止动脉硬化的发生和发展；能够促进骨关节的健康，防止多种骨、关节、肌肉、肌腱的损伤，降低骨质疏松发生的危险性；同时还能增加人体免疫能力、改善心理状态和睡眠状态，坚持锻炼还能够减少身体的脂肪重量，适合肥胖的人群。

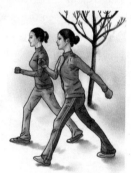

健步走在着装上应该穿软底运动鞋，着宽松服装或运动装

健步走的方法

健步走的方法是：在自然行走的基础上，躯干伸直、收腹、挺胸、抬头，随步速度的加快而肘关节自然弯曲，以肩关节为轴自然前后摆臂，同时腿朝前迈，脚跟先着地，过渡到前脚掌，然后推离地面。健步走时，上下肢应协调运动，并配合以深而均匀的呼吸。

∽∾ 保龄球：人人皆宜的冬季运动 ∽∾

冬季，对于想运动、又不爱出门的人来说，在室内进行的保龄球就成了他们的最佳选择，打保龄球不受天气影响，不受年龄限制，轻松、有趣、益智，能够锻炼人的体力、脑力、观察能力和空间想象能力，有益于健康。

据计算，3局保龄球＝骑车20分钟或跑步15分钟或打网球20分钟。

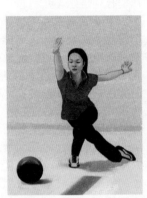

打保龄球能够消除人的疲劳紧张，缓解工作和生活中的压力，满足人的发泄感、快感、成就感，它是智商要求最高的运动之一

打保龄球的注意事项

第一，要注意循序渐进，第一次玩时，很可能摸不着门路，不要着急，一次次练习，技术就会逐渐提高。

第二，打球时，要注意协调性，启动时，可走3~6步，每个人可根据自己的习惯协调步伐，掷球时，手臂要顺势把球掷出。

第三，要选择重量合适的球，初学者要从较轻的球开始练，等力量增强后，再慢慢增加球的重量。

冬季减肥，这样做仰卧起坐效果最好

进入冬天，大多数人都不爱动弹，但是看着自己一天天隆起的小肚子实在是不敢怠慢。因此，这里推荐大家做仰卧起坐进行减肥。因为这种方法简单方便，很容易坚持。

练习仰卧起坐，速度要因人而异。许多人在自己家里做仰卧起坐减肥时，强迫自己一分钟内必须做完规定数量的动作，以为这样可以增强腹部力量，其实这样做很容易造成腹部肌肉拉伤。过快的频率并不能提高锻炼效果，只有适当放慢运动节奏，才可以避免过度疲劳所导致的身体不适，增强腹肌的训练效果。

1

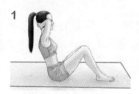

2

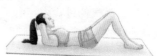

仰卧起坐的方法

仰卧起坐正确的做法是，仰卧在床上，双腿正常弯曲，双手半握拳放在耳朵两侧，尽量展开双臂。做动作时，让腰部发力，上身径直起来，注意腰部不要离开地面，然后缓慢下降使身体处于原位，重复做以上动作。当腹肌把身体向上拉起时，应该呼气，这样可确保处于腹部较深层的肌肉同时参与工作。练习过程中，腿一定不要伸直，否则不仅浪费时间，甚至有害无益。

☙ 最廉价的健康途径——呼吸养生法 ☙

冬季，大多数人不爱出门，很多人选择在家里做一些运动；另外还有一些人，根本是动也不爱动。但是我们也不能放任自己长肉，这时，就提供给你一个不用动就养生的方法：呼吸养生法。

呼吸还和健康有着密切的关系。事实上，正确地呼吸有助于人类长寿。

因为氧气不像人体内其他养料那样能贮存起来，因此人们必须一刻不停地吸进新鲜空气。然而，大多数人只利用了自己肺活量的三分之一。那么，怎样才能充分利用肺活量，向血液提供更多的氧气，使自己精力更加充沛？

我们可以先慢慢地由鼻孔吸气，使肺的下部充满空气。吸气的过程中，由于胸廓向上抬，横膈向下，腹部就会慢慢鼓起。然后再继续吸气，使肺的上部也充满空气，这时肋骨部分就会上抬，胸腔扩大。这个过程一般需要 5 秒钟，最后屏住呼吸 5 秒钟。经过一段时间的练习，可以将屏气时间增加到 10 秒，甚至更长。肺部吸足氧气后，再慢慢吐气，使肋骨和胸腔渐渐回到原来的位置。停顿一两秒钟后，再从头开始。这样反复 10 分钟。时间长了，我们就会自然而然的习惯这种深呼吸法。

还有一种比较特殊的呼吸法——静呼吸。就是用右手大拇指按住右鼻孔，慢慢地由左鼻孔深呼吸，有

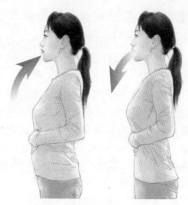

腹式呼吸

意识地让空气朝前额流去。可以闭上眼睛，想象自己吸进的空气是有颜色的，如蓝色、淡黄色或绿色，这样会使人感到全身放松，能够重新充满活力。当肺部空气饱和时，用右手的食指和中指把左鼻孔按住，屏气 10 秒钟，同时想象体内的烦恼随二氧化碳一起排出体外。然后按住左鼻孔重新开始，每遍各做 5 次。

此外，呼吸还能帮你战胜失眠。临睡前躺在床上，仰脸朝上，两手平放在身体两侧，闭上眼睛，然后开始做深呼吸，同时慢慢抬起双臂，举过头部，紧贴两耳，手指触床头。这一过程约 10 秒钟，双臂同时还原。这样反复 10 次，就能消除一天的疲劳，而且能让你很快入睡。

交谊舞，让友谊和健康在寒冬舞动起来

大雪初晴的午后，打开音乐播放器，放上一首轻快的舞曲，在宽敞的客厅里和爱人共舞，是不是很浪漫的事情？

其实，跳交谊舞不仅仅是一种浪漫的事，同时这也是一种收效全面的养生健身文娱活动。它是一种要求男女双方以默契的舞步和含蓄的形体表现与舞曲节奏高度和谐一致的娱乐活动。它涉及音乐、艺术、体育、社交等方方面面，既能培养文明礼貌、增进友谊，又可陶冶情操、消除疲劳。跳交谊舞还能活跃人体机能，调节神经，强健身体，有利于唤起兴奋的情绪。

跳舞以早晨八九时或傍晚五六时为宜，也可选择饭后半小时去跳舞，不可酒后跳舞。

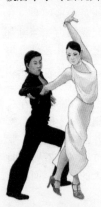

跳舞者应注意由缓入急，由慢及快，循序渐进。跳前充分做好踝、膝、胯、肩等关节的准备活动，用几分钟做做伸展运动，从而避免运动损伤。

跳舞时要选择宽敞、空气新鲜的场地，人不宜过多。每次跳舞的时间应控制在1～2小时为佳，时间过长会导致身体过于疲劳，健身效果反而下降。平整光滑的地面有助于表现舞蹈的平衡、稳定和流动感，跳舞时应注意选择一双底软、轻便，能够保护脚踝的鞋子

第 6 章

让你的美丽在冬天绽放

寒冷的冬天，天干物燥，对于爱美的女性来说是一个挑战。因此，如何在冬季保持皮肤的美丽滋润是所有女人必做的功课。在这样一个季节，我们在涂抹化妆品的同时，更重要的是以内养外；因为冬天对女性来说是进补的最好时节，只要平日里根据自己的体质，补得科学合理，不愁没有水嫩好肌肤。

告别"冰美人"，从此做回"暖女人"

现代有很多女性，一到冬天就手脚冰凉，成了名副其实的"冰美人"。而寒冷是对女人健康和美丽的最大摧残。女人如果受冷，手脚冰凉，血行则不畅，体内的能量不能润泽皮肤，皮肤就没有生气，面部也会长斑。更可怕的是，我们的生殖系统是最怕冷的，一旦体质过冷，它就会选择长更多的脂肪来保温，我们的肚脐下就会长肥肉。

但是女人体质偏冷、手脚易凉和痛经已经成为普遍现象。中医专家研究发现，女性冬季怕冷是因为自身的供暖系统出了状况。如果你特别怕冷，根源就在阳气、血液和经络这三个方面。而这三个方面出问题大多与女性的生活习惯有关：

首先，女孩们为了减肥，只吃青菜和水果，肉类靠边站。其实，青菜、水果性寒凉的居多，容易使女人受凉。肉才是女人的恩物，尤其是牛肉和羊肉，含大量的铁质，可以有效地给女人补血。

其次，女孩们爱美，用束身内衣把腰束得紧紧的。其实那一点用都没有：束得太紧了，你的生殖系统没有血液供给，就更冷，冷就会长更多的肉。

有些女孩们不管是春夏秋冬，都爱吃冰冻食品，有些女孩觉得凉茶可以治痘痘。其实，很多人长痘痘不是因为阳气太旺，而是因为阴虚。阴不能涵阳，与其损其阳气，不如滋阴更合适。南方喝凉茶多的省份如两广，女人生育之后面部长斑的情形更为严重。

要做暖女人其实很简单，从日常生活中入手就可以。

泡澡暖全身

即使再冷的天，只要泡个热水澡，整个身体都会暖起来。这是因为泡澡可以促进我们全身的血液循环，自然也就驱走了寒意。如果想增强泡澡的功效，还可以将生姜洗净拍碎后，用纱布包好放进浴缸（也可以煎成姜汁），或者加甘菊、肉桂、迷迭香等精油，这些都可以促进血液循环，让身体温暖。

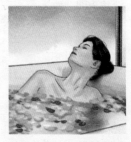

工作之余，回家泡个芳香的药浴，可以清除疲劳

多吃"暖性"食物

冬天，女人可以多吃一些狗肉、羊肉、牛肉、鸡肉、鹿肉、虾、鸽、鹌鹑、海参等食物中富含蛋白质及脂肪的食品，能产生较多的热量，有益肾壮阳、温中暖下、补气生血的功能，能够祛除体内的寒气，效果很好。

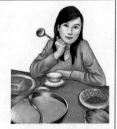

有一点要提醒女性朋友们注意，除了多吃上面的这些食物外，我们还要忌食或少吃黏腻、生冷的食物，中医认为此类食物属阴，易使我们脾胃中的阳气受损。

女性在冬天应多吃暖性食物，可以多吃些牛羊肉，可以驱除寒气，益肾补血

按压阳池穴

阳池穴在手背部的腕关节上，位置正好在手背间骨的集合部位。寻找的方法很简单，先将手背往上翘，在手腕上会出现几道皱褶，在靠近手背那一侧的皱褶上

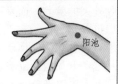

阳池

按压，在中心处会找到一个痛点，这个点就是阳池穴了。阳池穴是支配全身血液循环及激素分泌的重要穴位，只要按压这个穴位，促使血液循环畅通，身体就会暖和起来。按压阳池穴的动作要慢，时间要长，力度要缓。按摩时，先以一只手的食指按压另一手的阳池穴一段时间，再换另一只手。要自然地使力量由手指传到阳池穴内，如果指力不够，可以借助小工具，比如圆滑的笔帽、筷子等物。中医认为此类食物属阴，易使我们脾胃中的阳气受损。

冬季，"食""色"生香养心气

寒冷的冬天来临了，有些女性朋友们就开始行动，准备补身体。冬天人们食欲大增，脾胃运化转旺，此时进补可谓是投资少、见效快。

李时珍在《本草纲目》中提出，冬季进补应"省咸增苦，以养心气"。这是因为，冬季人体的活动有所收敛，将一定的能量储存于体内，为来年做准备。在饮食调养方面，以温肾阳、健脾胃为主。要适当减少咸味，多吃苦味的食物，以助养心阳。

关于进补的时间，专家认为，在冬至前后进补为最佳。《易经》中说"冬至阳生"，节气运行到冬至这一天，阴极阳生，此时人体内阳气蓬勃生发，最易吸收外来的营养，而发挥其滋补功效，因此在这一天前后进补最为适宜。当然这不是绝对的，要因人而异。患有慢性疾病又属于阳虚体质的人需长时间进补，可从立冬开始直至立春；体质一般不需大补的人，可在三九天集中进补。

进补时要少吃寒凉滋腻的食品，如冷牛奶、肥肉、糯米点心等，以免败伤胃气，造成积滞，影响补品的消化和吸收。在进补过程中，不能过多食大蒜、辣椒等辛辣食物，因为这些食物不仅与补阴类药物不适合，也会使补气、补阴药的效果降低。

有许多药物可用来制成补酒，患有高血压、肝病的女性或者孕妇千万别服用补酒类药物。

◆◇◎ 寒冬,猪蹄黄豆煲让肌肤不再感冒 ◎◇◆

猪蹄富含胶原蛋白质(胶原蛋白是一种高分子蛋白质,能使皮肤保持结实而有弹性。它与弹力纤维合力构成网状支撑体,提供真皮层安定有力的支撑),有美容作用,而且还能补血、祛寒热、解药毒。民间一直有"冬食猪蹄胜补药"之说。大豆富含植物雌激素,有防治血脂增高、提高非特异性免疫的作用。

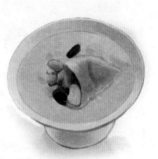

冬季里煲一锅猪蹄黄豆,做法简单,营养丰富,适合秋冬季滋补。

猪蹄黄豆汤滋补养颜

猪蹄黄豆煲

原料:猪蹄750克,黄豆150克。

做法:先用清水泡黄豆,后把猪蹄洗净,放入水中,加料酒、葱姜煮40分钟后(此时,汤已变成乳白色),捞出切块。起油锅,加入猪蹄煸炒,加入料酒,盖盖稍焖,然后加入黄豆、生抽、胡椒粉,再加一些刚才煮猪蹄的浓汤,中火15分钟后改小火直至猪蹄酥软,撒上葱花即可。

攻效:本品汤浓味香,口感独特,富含胶原蛋白,增加皮肤弹性,美颜养肤。

"佐伯六式"，助你靓丽一冬

寒冷的冬季，有没有什么办法，不用花一分钱，还可以全面护养肌肤，使之最好能像玫瑰花一样美丽？日本著名美容师佐伯千津创造了"佐伯六式"，是很不错的按摩手法，这里拿来与女性朋友们一起分享。

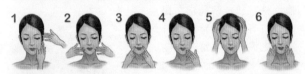

1. 伸展

这是针对肌肤表面的最基本的按摩动作，在肌肤护理的各个方面都会用到。

（1）在眼睛周围，先用一只手的手指在太阳穴处向上提拉皮肤，然后用另一只手在眼角附近推展肌肤。注意不要让肌肉颤动，用指尖和手掌在整个面部从下向上按摩。

（2）用两只手掌在整个面部由内向外做推展按摩。

2. 推按

这种按摩手法比伸展的力量要稍微强一点，可以使皮肤更好地吸收化妆品，并使淋巴液的流动更加顺畅。

（1）在嘴唇的周围有很多淋巴细胞，可以用手轻轻地推按，使淋巴的流动更顺畅。

（2）眼睛周围也有很多淋巴细胞，在眉毛下面的凹陷处用大拇指轻轻地按压。

（3）在耳朵后面和耳下腺处经常有老化的角质，用手指肚轻轻推按可以清除。

3. 局部拉伸

这种按摩手法，可以修复肌肉不正常的地方。
（1）用手指纵向按压笑纹，同时用整个指肚对皱纹进行向上扩展和按压按摩。对于额头上的皱纹也采用这种方法，从额头正中向太阳穴的方向用手指进行扩展按摩。
（2）一只手按压太阳穴，另一只手的手掌沿着额头反向进行扩展按压。额头的皮肤也会下垂，因而可以用手掌按压额头，同时双手交替着向上按摩。

4. 弹钢琴式触击按摩

在眼睛、嘴唇四周等皮肤比较薄的地方，针对一些细小的部位进行弹钢琴式的触击按摩。
（1）从嘴角到脸颊轻轻地做击打按摩，能够使这里的肌肉变得紧绷，同时使脸颊变得圆润。
（2）针对眼角的细小皱纹，也用弹钢琴式的触击按摩进行扩展，可以使血液循环畅通，从而使皱纹变浅。

5. 震动

利用整个手掌对头部及面部进行震动按摩。
（1）用双手手掌按住太阳穴，轻轻地加以震动。
（2）用双手手掌包住耳朵下方，慢慢地前后按摩。

6. 按压

这种按摩手法可以触及真皮部分，同时通过整个手掌将体温传导到面部肌肤。
（1）从脸部正中开始，按照由内到外、由下到上的顺序进行按摩。在此过程中可以不断提高面部的温度。
（2）用整个手掌覆盖住面部做按摩，这样可以促进血液循环，从而使肤色变得健康红润，像玫瑰花一样美丽诱人。

第 7 章

心安气顺，欢欢喜喜过寒冬

> 冬季朔风凛冽，阳气潜藏，阴气盛极，草木凋零，自然界的蛰虫伏藏，用冬眠状态养精蓄锐，以便为春天生机勃发做好准备。因此，冬季养神，要着眼于藏。《黄帝内经·素问·四季调神大论》中说道："冬三月，此为闭藏。水冰地坼，勿扰乎阳，早卧晚起，必待日光，使志若伏若匿，若有私意，若已有得，祛寒就温，无泄皮肤，使气极夺。此冬气之应，养藏之道也；逆之则伤肾，春为痿厥，奉生者少。"可见在冬季人们要把神藏于内，不要暴露于外，这正和夏日里调养精神的方法截然相反。

❀❀ 冬季，要注重藏神养生 ❀❀

冬天为阳盛阴衰的季节，草木凋零，动物开始冬眠，谷物入仓，这正是万物生机潜伏收藏的季节。而对于人类来说，冬季养生要顺应阳潜藏，敛阴护阳，讲究藏神养生，为来年打好健康的基础。

寒冷的冬季，很多老百姓最注重的是进补，其实我们的身体不仅需要补充能量，我们的精神也需要进行保养，否则容易出现包括抑郁症、恐惧症在内的症状，对健康十分不利。医学研究表明，冬季的寒冷气候会使人的新陈代谢等生理机能处于抑制状态，垂体、肾上腺皮质等内分泌功能容易紊乱，因而冬季是抑郁症的多发季节。同时，冬季的低温、干燥和较高的气压对冠心病、高血压、哮喘、脑动脉硬化等症有不利影响，患有这种病的人常有恐惧心理，因而情绪低落。

这里建议大家冬天要养好精神，首先就是要藏神，要使自己处于心满意足的状态，以保证体内阳气的闭藏。同时要早睡晚起。

那么，冬季该怎样藏神呢?

首先，要有良好的道德修养。有良好的道德修养的人，做事一定遵从内心的良心，问心无愧;不会为个人的得失而大喜大悲。这样，心理会保持在平衡状态，有益于养神、藏神。

其次，对不良情绪要注意引导。人在与人相处的过程中难免会碰到这样那样的不愉快事情，甚至会受到严重的精神打击，导致心理创伤。如果遇到了不愉快的事情，一定要把积聚、压抑在心中的不良情绪，通过适当的方式宣泄、发泄出去，以达到心理平衡。

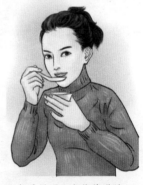

冬季最要注意藏养进补

≈≈≈ 让情绪在寒冷的冬季飞扬 ≈≈≈

冬季来临，日照时间缩短，人体能量也随着气温降低而发生变化。很多科学家通过对人体大脑血清素在中枢神经的附着力进行扫描发现，冬季的附着力加强，循环水平下降，因此人的情绪很容易变得消极。

而血清素水平降低，可能会导致睡眠不好，使人感到焦虑或抑郁，甚至出现头痛症状，精神脆弱的人就很容易产生消极情绪。消沉与躯体疲劳无关，常由对生活失去信心和希望造成，持续时间相对较长。如长此以往，还会达到"心死"的程度，

因此必须进行调适。下面6种方法有助于克服消沉情绪：

（1）参加锻炼：体育锻炼能使人体产生一系列的化学变化和心理变化，很适合用来调节消极情绪。较适宜的运动项目有慢跑、户外散步、跳舞、游泳、练太极拳等。

（2）改善营养：维生素B有助于改善情绪，这样的食品有全麦面包、蔬菜、鸡蛋等。

（3）走亲访友：找知心的、明白事理的亲友，向其倾吐心里话。

（4）奋发工作：一旦潜心事业，把精力集中到工作上，便能使人忘记忧伤和愁苦。

（5）外出旅游：心情烦闷时，看看青山绿水，看看袅袅炊烟，疲劳、苦闷之感顿消。

（6）看电影：消沉时，看个喜剧片，这种移情效应是很明显的。

在万籁俱寂的冬季享受宁静与孤独

在欣赏完夏花的绚烂之后，我们就需要沉下心来，迎接冬天万物萧瑟的孤独。

许多人抱怨生活的压力太大，感到内心烦躁，不得清闲。于是，追求清静成了许多人的梦想，但却害怕孤独，而孤独实是人生中的一种大境界。

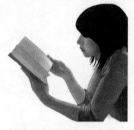

阅读是保持良好心态的一个方法

洗尽尘俗，褪去铅华，在这喧嚣的尘世之中，要保持心灵的清静，必须学会享受孤独。孤独就像个沉默少言的朋友，在清静淡雅的房间里陪你静坐，虽然不会给你谆谆教导，但却会引领你反思生活的本质及生命的真谛。孤独时你可以回味一下过去的事情，以明得失，也可以计划一下未来，以未雨绸缪；你也可以静下心来读点书，让书籍来滋养一下干枯的心田；也可以和妻子一起去散散步，弥补一下失落的情感；还可以和朋友聊聊天，古也谈谈，今也谈谈，不是神仙，胜似神仙。

孤独，实在是内心一种难得的感受。当你想要躲避它时，表示你已经深深感受到它的存在。

此时，不妨轻轻地关上门窗，隔去外界的喧闹，一个人独处，细心品味孤独的滋味。虽然它静寂无声，却可以让你更好地透视生活，在人生的大起大落面前，保持一种洞若观火的清明和远观的睿智。

在现代社会中为生存而挣扎的人总会有一种身在异国他乡之感：冷漠、陌生，好像"站在森林里迟疑不定，未知走向何方"，好像"动物引导着自己""感到在众人中比在动物中更加危险"，又好像"独坐在醉醺醺的世人之中"，"哀诉"人间的不公正。总之，互相猜忌，彼此欺诈，黑暗笼罩着去路，危险隐藏在背后，这些就是现实人生的写照。

而保留一点孤独则可以使你"远看"事物，即"从事物远离"，对事物"作远景的透视"，只有这样才能达到万物合一、生命永恒的境界，在这种境界中，你"可以倾诉一切""可以诚实坦率地向万物说话""人们彼此开诚布公，开门见山"。这也是一种艺术审美的境界，它能"使事物美丽，诱人，令人渴慕"，使人成为自己的主人，使人生获得意义和价值。

生活的智者总能以孤独之心看孤独之事，自始至终都保持独立的人格，流一江春水细浪淘洗劳累之身躯，存一颗娴静淡泊之心寄寓无所栖息的灵魂。

这是孤独的净化，它让人感动，让人真实又美丽。它是一种心境，氤氲出一种清幽与秀逸，营造出一种自得和孤高。并因之获得心灵的愉悦，获得理性的沉思，与潜藏灵魂深层的思想交流；找到某种攀升的信念，去换取内心的宁静、博大致远的菩提梵境。

❀ 远离懒散，让自己动起来 ❀

冬季，特别是北方寒冷的冬天，很多人都不爱出门，因此经常在室内活动；这样很容易产生懒散情绪。懒散是一种意志减退的心理现象，其危害很大。

懒散使人过早衰老。由于懒散，心脏搏血量小，不能最大限度地满足身体各部分对氧和营养物质的需要，体内代谢产物不能有效地排出，从而加速了衰老的进程。

懒散使体态蠢笨。现代化设备使家务劳动强度大幅度下降，走路的机会也愈来愈少，往往一天中有几个小时坐着，致使四肢瘦弱而臀腹肥胖臃肿，破坏了健美的体形。

懒散使人身体虚弱。缺乏运动的人心脏功能是虚弱的。如果让一个健康人在床上躺一个月不活动，身体会虚弱得如同大病初愈，连走路都会摇晃。

懒散引起各种各样的生活和社会问题，比如父母不管教孩子，工作没有责任心等。

懒散的习惯是人身心健康的大敌，一旦陷入懒散状态，对一个人的工作和学习都会造成莫大的危害，因此必须加以克服。克服懒散需要有积极的生活态度和明确的生活目标，在此基础上，需做到如下几点：

1. 生活要有规律

生命活动是有规律进行的，一个

人起居有常、三餐适时、劳逸适度是身体健康的保证。懒散之人往往散漫成性，生活杂乱无章，睡无时、食无量，身体各系统的功能活动很难与如此多变的环境相适应，久而久之，身体的健康会受到摧残。

2. 经常做一些运动

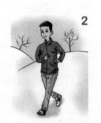

健身房逊色于日常劳作，去健身房运动有时间、地点的限制，还要花费钱财。动作往往是单一机械地重复，不利于开动脑筋，既单调乏味又难以长久坚持。日常劳作多种多样，多需心眼手足一起活动，健身又健脑，且通过劳动还创造了美好的生活，自有一分收获的欣慰。这些良性刺激都有助于人的健美。

3. 多做些家务劳动

家务劳动除了能健身之外，更重要的是能够追求亲情之乐趣。在闲暇的时候可以和家人一起油漆房子，一起修汽车、钉狗舍，冬天可以一块儿扫雪。

为了自己的健康快乐与长寿，也为了家庭的美好与幸福，每个人都必须有健全的心态、清醒的头脑和各自不同的锻炼方法，来抵御祸害现代人健康的元凶——懒散。

乐观向上，做冬天里的"向日葵"

我们的情绪很容易受到季节的影响，冬天来临时，随着草木枯萎、河流冰冻、大地死寂，很多人也会产生一些悲观情绪。

真正拥有这个世界的人，是那些热爱生活、乐观向上的人。也就是说，那些真正拥有快乐的人才会真正拥有这个世界。

快乐的人也有不幸与烦恼，但他们的生活不会被消极情绪占领，而是把眼光盯在未来的希望上，把烦恼抛在脑后。培养乐观、豁达的性格，将会对你终生有益。

要保持乐观的心态，微笑着面对生活，还必须注意以下几条原则：

1. 要朝好的方向想

有时，人们变得焦躁不安是由于碰到自己所无法控制的局面。此时，你应承认现实，然后设法创造条件，使之向着有利的方向转化。此外，还可以把思路转向别的什么事上，诸如回忆一段令人愉快的往事等。

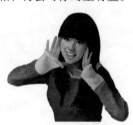

英国作家萨克雷说："生活是一面镜子，你对它笑，它就对你笑，你对它哭，它也对你哭"。的确，如果我们心情豁达、乐观，我们就能够看到生活中光明的一面，即使在寒冷的冬季，我们也能感受到春天般的温暖

2. 不要过于挑剔

愁容满面的人总是那些不够宽容的人，看不惯社会上的一切，希望人世间的一切都符合自己的理想模式。挑剔的人常给自己戴上是非分明的桂冠，其实是在消极地干涉他人的人格。怨恨、挑剔、干涉是心理软弱、"老化"的表现。应该放开心怀，懂得事事不尽如人意才是常态的道理。

3. 偶尔也要屈服

当你遇到重创时，往往变得浮躁、悲观。但是，浮躁、悲观是无济于事的。你不如冷静地承认发生的一切，放弃生活中已成为你负担的东西，终止不能取得的活动希望，并重新设计新的生活。大丈夫能屈能伸，只要不是原则问题，不必过分固执。

总之，尽管屋外寒风凛冽，但只要有阳光，我们就要做一棵向日葵，舒适地开放在冬日暖阳里。

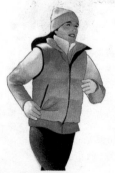

遇到情绪扭不过来的时候，不妨暂时回避一下，打破静态体验，用动态活动转换情绪。只需一曲音乐，就能将你带到梦想的世界。如果你能跟随欢乐的歌曲哼起来，手脚拍打起来，无疑，你的心灵会与音乐融化在纯净之中。同样，看场电影，散散步，和孩子玩玩都能把你带到另一个情绪世界

❀❀❀ 寒冬来袭，防治流感须多管齐下 ❀❀❀

流感是通过空气飞沫或直接接触患者唾液、鼻腔分泌物而感染的呼吸道传染病。

病原为独特的流感病毒，它的流行一般发生在冬春两季，发病没有诱因，一年中不会多次发病。它最大的特点是发病快、传染性强、发病率高，症状一般来势凶猛，患者常会有高热、

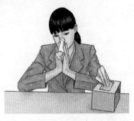

一个人一年中可以多次患感冒，一般没有明显的全身症状，而主要有打喷嚏、流鼻涕等症状

打冷战、头痛、全身关节痛等严重的全身症状，严重的还会并发肺炎、心肌炎，甚至死亡。

1. 一般预防

患者是主要的传染源，自潜伏期末即有传染性，病初2～3天传染性最强。病毒存在于患者的鼻涕、口涎、痰液，并随咳嗽、喷嚏排出体外。同时还应注意：

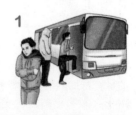

由于部分免疫功能，有些人感染后可能不发病，成为人群的隐形传染源。因此，要勤开窗通风，尽量少去人多密集的公共场所。

2. 流感也可以用药物预防

将板蓝根、大青叶各50克，野菊花、金银花各30克，四味中药同放入大茶缸中，用热开水冲泡，片刻后饮用；或者用贯众、板蓝根各30克，蒲公英15克，青茶5克，三味用开水冲泡后代茶饮。

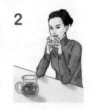

3. 疫苗预防

流感疫苗可分为减毒活疫苗和灭活疫苗。前者可由鼻腔喷雾吸入，引起人体呼吸道轻度感染而产生免疫力。接种对象是健康的成年人或少年儿童，禁用于老人、婴幼儿、孕妇和患有较严重慢性疾病或接受免疫抑制剂治疗的患者。灭活疫苗适用于老人、儿童等。

4. 冬、春季还可以在家中熏醋

传统熏醋方法很简单：就是将家中的陈醋，依照每平方米5~6毫升的量，再加两倍清水稀释，放在炉上用小火煮来熏蒸，每次1小时左右。在流感流行期间，居家可用文火熏蒸陈醋，隔日一次，一次2小时，进行空气消毒；同时应注意室内通风换气，避免出现骤冷骤热。

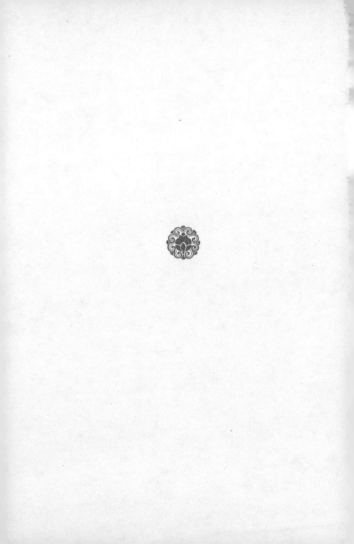